Hermann Stefan Jürgen Bauer

Status epilepticus

Mit 20 Abbildungen und 5 Tabellen

Springer-Verlag
Berlin Heidelberg New York London
Paris Tokyo Hong Kong Barcelona

Professor Dr. med. Hermann Stefan
Dr. med. Jürgen Bauer
Neurologische Universitätsklinik
Schwabachanlage 6
D-8520 Erlangen

ISBN-13:978-3-540-53069-5 e-ISBN-13:978-3-642-76027-3
DOI: 10.1007/978-3-642-76027-3

CIP-Titelaufnahme der Deutschen Bibliothek

Stefan, Hermann: Status epilepticus: Diagnose und Therapie / Hermann Stefan und Jürgen Bauer. - Berlin; Heidelberg; New York; London; Paris; Tokyo; Hong Kong; Barcelona: Springer, 1990 (Kliniktaschenbücher)
ISBN-13:978-3-540-53069-5

NE: Bauer, Jürgen

Gesamtherstellung: E. Kieser, Neusäß
2125/3140-543210 - Gedruckt auf säurefreiem Papier.

Vorwort

Der Status epilepticus stellt eine Extremform der Manifestation epileptischer Anfälle dar und ist eine der wesentlichen Notfallsituationen in der Medizin, die die Prognose eines Epilepsieverlaufs entscheidend mitbestimmen kann. Dies rechtfertigt eine monographische Darstellung, zumal Status epileptici keine seltenen Ereignisse sind. Je nach Krankengut der Untersuchungen schwanken die Angaben zur Inzidenz zwischen 0,02 und 16% (Hauser 1983). Die akute Mortalität des Status epilepticus lag in der ersten Hälfte des 20. Jahrhunderts zwischen 18 und 50% und sank zwischen 1960 und 1970 auf 4–25% (Hauser 1983).

Im deutschen Sprachraum hatte zuletzt Heintel (1972) eine umfassende Studie zur Klinik des Grand-mal-Status vorgelegt. Andere Formen epileptischer Status fanden mit Ausnahme des Absencenstatus wenig Beachtung.

Das vorliegende Buch soll hier eine Lücke schließen. Der klinischen Relevanz entsprechend steht zwar der Grand-mal-Status im Mittelpunkt, doch sollen die vielfältigen sonstigen Statusformen ausführlich dargestellt werden. Insbesondere ist es uns wichtig, auf den immer noch - fälschlicherweise - als selten geltenden Status komplex-partieller Anfälle und die Symptomatologie nonkonvulsiver Status hinzuweisen.

Das vorliegende Buch verbindet ebenfalls erstmals eine ausführliche Schilderung von klinischer Symptomatologie mit diagnostischen Methoden und der Therapie der Status. Da die diagnostischen und therapeutischen Möglichkeiten in den letzten anderthalb Jahrzehnten eine deutliche Erweiterung erfahren haben, bedürfen sie einer zusammenfassenden Übersicht.

Neben der Vermittlung des Kenntnisstandes um die Status epileptici sollen praktikable diagnostische und therapeutische Schemata das Buch zu einer Hilfe für den Arzt in Klinik und Praxis machen. Zunächst werden diagnostische Gesichtspunkte mit lediglich kurz gefaßten Therapiemaßnahmen zu den verschiedenen Statusformen dargestellt. Im zweiten Teil des Buches werden die Therapiemaßnahmen ausführlich aufgezeigt.

Literatur

Hauser WA (1983) Status epilepticus: frequency, etiology, and neurological sequelae. In: Delgado-Escueta AV, Wasterlain CG, Treiman DM, Porter RJ (eds) Advances in neurology, Vol 34: Status epilepticus. Raven Press, New York, pp 3-14

Heintel H (1972) Der Status epilepticus. G. Fischer, Stuttgart

Inhaltsverzeichnis

Geschichtliche und klassifikatorische Übersicht zum Status epilepticus

Bereits im 16. Jahrhundert erfolgten kasuistische Beschreibungen von Status epileptici, etwa durch Michael Gavassetius. Gehäuft auftretende epileptische Anfälle wurden jedoch erst im 19. Jahrhundert definitorisch von epileptischen Einzelanfällen abgegrenzt. Calmeil verwendete dafür 1824 den Begriff „etat de mal". Er umschrieb damit eine Folge großer Krampfanfälle in kurzen Intervallen, verbunden mit hoher Letalität.

Wie Beschreibungen von Bouchet u. Cazauvieilh (1825), Cazauvieilh u. Bouchet (1826) und Beau (1836) nahelegen, wurden damals sowohl Status epileptici als auch Anfallsserien mit diesem Begriff beschrieben. Der Ausdruck „Status epilepticus" wurde erstmals von Trousseau 1862 verwendet. Er hob insbesondere die interiktual anhaltende Bewußtseinstrübung als wesentliches Merkmal hervor. In einer wissenschaftlichen Arbeit deutschen Ursprungs erschien der Terminus erstmals 1873 (Heinrich Obersteiner „Über den Status epilepticus").

Neben Grand-mal-Anfällen hatten Bouchet u. Cazauvieilh (1825) auch einen Status fokaler Anfälle als „etat de mal" benannt.

Der Begriff „Status epilepticus" war somit von Beginn an nicht allein zur Kennzeichnung des Grand-mal-Status gedacht, sondern Sammelbegriff aller möglichen Statusformen. In der Folgezeit wurden jedoch häufig die Begriffe „Status epilepticus" und „Grand-mal-Status" synonym für die Bezeichnung von Grand-mal-Status verwendet. Eine differenziertere Anwendung erfuhr der Terminus erst wieder in jüngerer Zeit (Hauser 1983; Bauer u. Stefan 1990; Stefan 1990). Es lassen sich nämlich genausoviele verschiedene Statusformen unterscheiden, wie es unterschiedliche epileptische Anfälle gibt. Es ist dabei hervorzuheben, daß die interiktuale Bewußtseinsstörung oder -trübung keineswegs ein obligates Symptom jeder Statusform ist.

Speziell den nonkonvulsiven Statusformen wird leider immer noch wenig gesonderte Aufmerksamkeit zuteil (Hauser 1983), so daß ihnen ein eigenes Kapitel gewidmet wurde.

Die Klassifikation epileptischer Anfälle hat häufige Revisionen erfahren. Die derzeit gültige Einteilung basiert auf einem Vorschlag der Internationalen Liga gegen Epilepsie von 1985 (Tabelle 1) (Commission on Classification 1989; Neundörfer 1989). Neben dieser beschreibenden Klassifikation epileptischer Anfälle sind altersabhängig unterschiedliche Anfallstypen zu erwarten. Im Neugeborenenalter treten erratische Anfälle am häufigsten, seltener myoklonische Anfälle auf. Bei Kindern und Jugendlichen überwiegen klonische und hemiklonische Anfälle; daneben kommen atonische und akinetische Anfälle, Absencen und tonische Anfälle gehäuft

Tabelle 1. Klassifikation epileptischer Anfälle

Partielle Anfälle	A. Einfach partielle Anfälle	1) mit motorischen Syptomen 2) mit sensiblen oder sensorischen Symptomen 3) mit vegetativen Symptomen 4) mit psychischen Symptomen
	B. Komplex partielle Anfälle	1) einfach fokaler Beginn mit nachfolgender Bewußtseinsstörung 2) mit einer Bewußtseinsstörung von Beginn an
	C. Partielle Anfälle mit Entwicklung zu sekundär generalisierten Anfällen	
Generalisierte Anfälle	A.	1) Absencen 2) Atypische Absencen
	B.	Myoklonische Anfälle
	C.	Klonische Anfälle
	D.	Tonische Anfälle
Nichtklassifizierbare Anfälle		

vor. Bei älteren Jugendlichen und Erwachsenen treten Absencen, tonische Anfälle, myoklonische Anfälle und schließlich vermehrt Grand-mal- und einfach- und komplex-partielle Anfälle auf (Gastaut 1983).

Epileptische Einzelanfälle müssen von Epilepsien und epileptischen Syndromen abgegrenzt werden. Status unterschiedlicher epileptischer Anfälle können sich zu verschiedenen Zeitpunkten bei einem Patienten, der an einer bestimmten Epilepsie oder einem epileptischen Syndrom leidet, manifestieren. So können etwa im Rahmen des Lennox-Gastaut-Syndroms Status myoklonisch-astatischer Anfälle, atypischer Absencen wie auch Status generalisiert tonischer Anfälle auftreten.

Neben der Klassifikation verschiedener Statusformen in Abhängigkeit vom Anfallstyp ist die Frage, ab wann man einen „langdauernden epileptischen Zustand" als „Status epilepticus" bezeichnen soll, nur unscharf definiert. Die hier z. B. für den Grand-mal-Status zugrunde gelegten Definitionen variieren beträchtlich: sie reichen von 15 min (Matthes 1984) über 30 min (Rowan u. Scott 1970; Celesia 1976; Chevrie u. Aicardie 1978; Hauser 1980; Hauser 1983; Maytal et al. 1987) bis 60 min (Aicardie u. Chevrie 1970; Celesia et al. 1972). Praktisch relevant ist jedoch die Frage, ab wann ein „epileptischer Zustand" zur Notfallsituation und damit behandlungsbedürftig wird. Kruse (1982) sah bei Grand mal und Hemi-Grand mal eine Notfallsituation bei Krämpfen, die länger als 5 min andauern, als gegeben an. Bei tonischen Anfällen, die dazu neigen seriell aufzutauchen, sah er eine solche bei mehr als 10 Anfällen pro Stunde. Bei Grand mal hingegen können bereits 2 Anfälle innerhalb weniger Stunden eine Behandlungsindikation darstellen.

Den klinischen Erwägungen stehen experimentelle Erkenntnisse gegenüber, die zeigten, daß nach mehr als 20minütigen tonisch-klonischen Krämpfen morphologische Schäden nachweisbar sind, so daß vor Ablauf dieser Zeit die Einleitung einer suffizienten Therapie notwendig ist (Abb. 1) (Meldrum u. Horton 1973).

Nach Manifestationszeitpunkt und Verlauf können verschiedene Statustypen abgegrenzt werden.

So können Status *interkurrent,* d. h. im Verlaufe einer bereits bestehenden Epilepsie auftreten. Dies wiederum kann isoliert oder rezidivierend der Fall sein. Ebenso kann der Status das erste epilep-

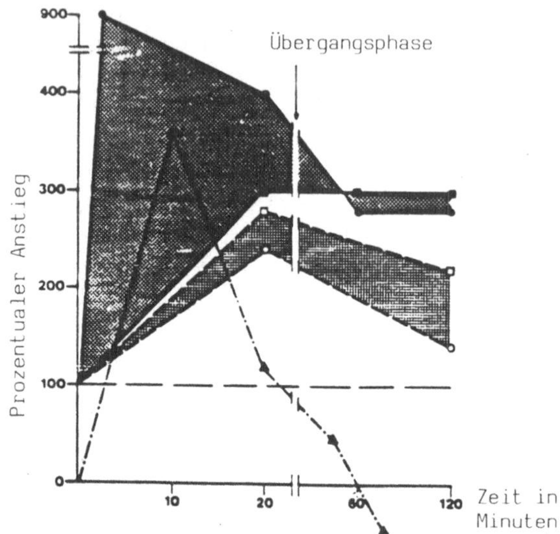

Abb. 1. Eine Zusammenfassung tierexperimenteller Untersuchungen zeigt, daß sich bereits 20 min nach Beginn eines Status epilepticus irreversible Schädigungen der Nervenzellen einstellen können. Sie sind die Folge von zerebraler Hyopoxie (*Dreiecke*), veränderter metabolischer Zellaktivität (*geschlossene und offene Quadrate*) und verminderter Blutflußrate (*geschlossene und offene Kreise*). [Abbildung aus Delgado-Escveta A V, Wasterlain CG, Treiman D M, Porter R J (eds) (*1983*) Status epilepticus. Advances in neurology, Vol 34. Raven Press, New York. Mit freundlicher Erlaubnis der Herausgeber und des Verlages]

tische Geschehen darstellen, dem die Manifestation einer Epilepsie folgt oder der *isoliert* bleibt. Auch *rezidivierende* Status epileptici, ohne zwischenzeitliche epileptische Einzelanfälle, sind bekannt.

Neben diesen generellen Verlaufscharakteristika können bei *einzelnen Status* unterschiedliche *Verläufe* abgegrenzt werden. *Unkomplizierte* (Grand mal) Status sistieren unter einer Therapie mit Benzodiazepinen und/oder Phenytoin innerhalb von 2 h. *Komplizierte* Status bedürfen einer Therapie mit Antiepileptika der weiteren Wahl und können in persistierende neurologische und/oder psychische Defektsyndrome münden. *Maligne* Status schließlich nehmen einen meist letalen Verlauf.

Literatur

Aicardie J, Chevrie JJ (1970) Convulsive status epilepticus in infants and children. A study of 239 cases. Epilepsia 11:187 - 197

Bauer J, Stefan H (1990) Klinik des Status epilepticus. In: Druschky K - F, Erbguth F, Neundörfer B (Hrsg) Schwerpunkte neurologischer Intensivmedizin. Perimed, Erlangen

Beau J H S (1862) Recherches statistiques pour servir a l'histoire de l'epilepsie et de l'hysterie. Arch gen Med 11:328 - 352

Bouchet et Cazauvieilh (1825) De l'epilepsie consideree dans ses rapports avec l'alienation mentale, recherches sur la nature et le siège de ces deux maladies, memoire qui a remporte le prix au concours etabli par Esquirol (2 septembre 1825). Arch gen Med 9:510 -542

Calmeil L F (1824) De l'epilepsie, etudiee sous le rapport de son siege et de son influence sur la production de l'alienation mentale. Med. Diss., Paris

Cazauvieilh et Boucher (1862) De l'epilepsie consideree dans ses rapports avec l'alienation mentale, recherches sur la nature et le siege de ces deux maladies (IIme partie). Arch gen Med 10:5 - 50

Celesia GG (1976) Modern concepts of status epilepticus. JAMA 235:1571 - 1574

Celesia GG, Messert B, Murphy MJ (1972) Status epilepticus of late adult onset. Neurology (Minneap) 22:1047 - 1055

Chevrie JJ, Aicardie J (1978) Convulsive disorders in the first year of life: Neurological and mental outcome and mortality. Epilepsia 19:67 - 74

Commission on Classification and Terminology of the International League Against Epilepsy (1989) Propossal for revised classification of epilepies and epileptic syndromes. Epilepsia 30:389 - 399

Gastaut H (1983) Classification of status epilepticus. In: Delgado-Escueta AV, Wasterlain CG, Treiman DM, Porter RJ (eds) Advances in neurology, Vol 34: Status epilepticus. Raven Press, New York, pp 15 - 35

Gavassetius M zitiert nach Heintel H (1972)

Hauser WA (1980) Epidemiology, morbidity and mortality of status epilepticus International Symposium on status epilepticus. Santa Monica, California

Hauser WA (1983) Status epilepticus. In: Delgado-Escueta AV, Wasterlain DG, Treiman DM, Porter RJ (eds) Advances of neurology, Vol 34: Status epilepticus. Raven Press, New York, pp 3 - 14

Heintel H (1972) Der Status epilepticus. G. Fischer, Stuttgart

Kruse R (1982) Antikonvulsive Akut- und Notfalltherapie bei Kindern in der Praxis. In: Groß-Selbeck G (Hrsg) Das anfallskranke Kind. Edition m + p Dr. Werner Rudat, Hamburg, S 67 - 97

Matthes A (1984) Epilepsien. Thieme, Stuttgart

Maytal J, Shinnar S, Moshe SL (1987) Status epilepticus in children (Abstract) Abstractbook, Intern. Epilepsy Congress, Jerusalem, Israel, p 111

Meldrum BS, Horton RW (1973) Physiology of status epilepticus in primates. Arch Neurol 28:1 - 9

Neundörfer B (1989) Internationale Klassifikationen der epileptischen Anfälle und Epilepsien (epileptischen Symptome). In: Stefan H (Hrsg) Präoperative Diagnostik für die Epilepsiechirurgie. Springer, Berlin Heidelberg New York Tokyo, S 1-8

Obersteiner H (1873) Ueber den Status epilepticus. Wien Med Wochenschr 23:544-547

Rowan AJ, Scott DF (1970) Major status epilepticus. Acta Neurol Scand 46:573-584

Stefan H (1990) Status epilepticus. In: Wada H (ed) Handbook of electroencephalography. Elsevier, Amsterdam

Trousseau A (1862) Clinique medicale de l'Hotel-Dieu de Paris. Paris

Pathologisch-anatomische Folgen und pathophysiologische Grundlagen des Status epilepticus

Der Nachweis morphologisch faßbarer Gewebsveränderungen als Ursache oder Folge des Status epilepticus war von jeher von großem Interesse. Ammonshornsklerosen wurden bereits von Pfleger (1880) und Spielmeyer (1927) als Folge epileptischer Anfälle angesehen. Scholz (1951) gelang der Nachweis, daß sich nach einem oder mehreren aufeinanderfolgenden Grand mal elektive Parenchymnekrosen als charakteristischer Sauerstoffmangeleffekt einstellen können. Dabei gehen nur die sauerstoffempfindichen Ganglienzellen einzeln oder in ganzen Populationen zugrunde, während das gliöse und mesodermale Interstitium intakt bleibt. Eine Schrumpfung der befallenen Territorien - abhängig vom Umfang der Ganglienzellausfälle - ist die Folge: narbige Oberflächeneinziehungen (granuläre Atrophie) in der Großhirnrinde bei gefäßabhängigen, massierten Ausfallsherden; Schrumpfung ganzer Windungen (Ulegyrien) bei gleichmäßigerem Ausfall oder Atrophie eines umschriebenen Hirnareals, z. B. dem Ammonshorn. Pfeiffer (1963) überprüfte diese Befunde und wies eine enge Korrelation zwischen der Anfallsfrequenz und dem Ausmaß der krampfabhängigen Gewebsschäden nach. Er erhob pathologische Befunde in 173 von 285 Fällen.

Die bei Sektionen an Menschen erhobenen Befunde (Pfeiffer 1963; Norman 1964; Pfeiffer 1984; Siegel 1984) wurden durch tierexperimentelle Untersuchungen bestätigt (Meldrum u. Horton 1973; Meldrum et al. 1974; Meldrum u. Nilsson 1976). Bei der Katze stellen sich nach Elektrokrampfserien von langer Dauer gröbere makroskopisch und lichtmikroskopisch sichtbare Veränderungen der Zellstrukturen des Kortex mit Hirnschwellung und Hirnödem ein (Mölbert et al. 1967).

Meldrum u. Brierley (1973) induzierten bei jugendlichen Baboons 82-299 min andauernde generalisierte Anfälle und fanden Zellveränderungen, die denjenigen als Folge von Ischämien sehr ähnlich waren. Sie umfaßten diffus den Kortex, das Zerebellum und den Hippocampus. Sie resultierten offensichtlich aus der zweiten Statusphase, die mit Fieber, leichter arterieller Hypotension, geringer systemischer Hypoxie, Azidose und gelegentlich einer ausgeprägten Hypoglykämie einherging. Die histologisch faßbare Schädigung der Nervenzellen reichte von einer irreversiblen Störung des Zellmetabolismus bis zum Zelltod mit Zelluntergang. Ähnliche Läsionen können Folge von Anoxie oder Hypoglykämie sein (Spielmeyer 1927; Brierley et al. 1971).

Die beim Menschen als Folge eines Status epilepticus auftretenden Nervenzellausfälle scheinen zumindest teilweise hypoxisch bedingt zu sein (Meyer 1963; Scholz 1959; Pope 1969; Corsellis 1971).

Meldrum u. Brierley (1973) konnten bei den von ihnen untersuchten Baboons allerdings nur eine leichte Verminderung der arteriellen Sauerstoffsättigung feststellen. Der venöse Sauerstoffgehalt war zunächst normal, später z. T. etwas reduziert, nur in zwei Fällen allerdings so niedrig, daß man daraus eine Anoxie erwarten dürfte. Die Hypoxie ist somit nur ein Cofaktor bei der Entstehung von Nervenzelluntergängen, ebenso wie Hyperthermie und Hypoglykämie.

Der entscheidende pathogenetische Faktor für Nervenzelluntergänge im Status epilepticus (tierexperimentell) scheint die permanente epileptische EEG-Aktivität zu sein (Meencke et al. 1984). Dafür, daß selbst unter Bedingungen, die nicht bis zur Hypoxie führen, und bei denen auch keine Nervenzellnekrosen auftreten, dennoch morphologisch nachweisbare Schäden auftreten können, sprechen Versuche mit Auslösung von Krampfstatus bei neugeborenen Tieren. Bei diesen bleibt, in deutlicher Korrelation zur Häufigkeit der ausgelösten Krampfanfälle, das Hirnwachstum zurück, außerdem ließ sich ein verminderter DNA-, RNA- und -Proteingehalt im Hirngewebe nachweisen. Die DNA-Synthesestörung geht offensichtlich dem Zelltod voraus (Wasterlain 1976). Neben der Hypoglykämie wurde auch eine Schädigung des cAMP als Auslösefaktor der

Entstehung von Krampfschäden diskutiert (Wasterlain 1979; Pfeiffer 1984).

Corsellis u. Bruton (1983) untersuchten 8 Kinder und 12 Erwachsene, die an einem Status epilepticus verstorben waren. Sie fanden pathologisch-anatomisch bei 3 Erwachsenen akute neuronale und gliale Reaktionen, zweimal als Folge zerebraler oder metabolischer Erkrankungen im Hippocampus, einmal als Folge von Hypoxie. Zwei Erwachsene mit chronischen symptomatischen und 5 Erwachsene mit idiopathischen Epilepsien zeigten hingegen keinen pathologischen Befund.

Ein Status epilepticus hinterläßt alo keineswegs immer einen morphologisch faßbaren Defekt, selbst wenn der Patient den Status lange genug überlebt, um morphologische Schäden manifest werden lassen zu können.

Bezüglich *pathophysiologischer Zusammenhänge* wurden tierexperimentell meist Kreislaufeffekte, metabolische Störungen und Folgen einer Sauerstoffbeatmung sowie Todesursachen beim Status epilepticus untersucht. Wesentlich sind sie, neben der primär destruktiven Wirkung langdauernder epileptischer Aktivität der Nervenzellen (Meencke et al. 1984), bezüglich möglicher Folgeschäden durch einen Status epilepticus.

Bereits 20 min nach Beginn eines Status epilepticus beginnen sich irreversible Schädigungen einzustellen, als Folge von Hypoxie, Veränderung von metabolischer Zellaktivität und zerebralem Blutfluß. Die Abb. 1 (s. S. 4) demonstriert dies schematisch an Hand von tierexperimentellen Befunden. Nach 20 min kommt es zu einem Abfall der zerebralen Durchblutung (geschlossene und offene Kreise), der Metabolisierung (geschlossene und offene Quadrate) und der arteriellen Sauerstoffsättigung (Dreiecke) (Delgado-Escueta et al. 1983).

Kreislauf

Benowitz et al. (1986) untersuchten erwachsene Schafe, bei denen durch Bicucullin ein Status epilepticus ausgelöst wurde. Während der Untersuchung waren die Tiere betäubt, relaxiert und beatmet. Die Plasma-, Epinephrin- und Norepinephrinspiegel stiegen deutlich an, ebenso der systemische und pulmonale Blutdruck. Während sich der Blutdruck innerhalb von 60 min wieder normalisierte, blieben die Katecholamine während der gesamten 3 h der Untersuchung erhöht, daneben bestand eine leichte metabolische Azidose und eine Hyperkaliämie. Die Untersuchungsergebnisse legen nahe, daß einer Hypotension im Status epilepticus aufgrund der erhöhten Katecholamine wenig effektiv durch Dopamin begegnet werden kann. Sinnvoller scheint eine Flüssigkeitssubstitution zu sein.

Johansson u. Nilsson (1977) induzierten epileptische Anfälle bei betäubten Ratten und untersuchten die zerebrovaskuläre Permeabilität von Protein. Die dabei nachgewiesene Störung der Blut-Hirn-Schranke war deutlich gebunden an hypertone Blutdruckwerte und eine zerebrale Vasodilatation, die sich hauptsächlich in zentralen und basalen Hirnarterien fand.

Goitein u. Shohami (1983) führten Untersuchungen an Katzen durch, um den Zusammenhang zwischen langdauernden epileptischen Anfällen und dem intrakraniellen Druck zu eruieren. Die Anfälle wurden durch Petylentetrazol oder Bicucullin erzeugt. Blutdruck, intrakranieller Druck und EEG wurden registriert. Die tonisch-klonischen Anfälle dauerten 1 - 2 h an, zugleich mit dem klinischen Auftreten der Anfälle nahm der intrakranielle Druck um das 3 bis 5fache zu und erreichte einen Maximaldruck von 20 - 94 mmHg nach 20 - 420 s. Der intrakranielle Druck blieb während 47 s bis 10 min erhöht und fiel dann allmählich ab, wobei er nach 2 - 30 min den Ausgangswert erreichte und sich nicht änderte, selbst wenn die Anfälle weiterhin andauerten. Auch Änderungen des Blutdrucks hatten keinen Einfluß auf ihn, obwohl sich der zerebrale Blutfluß im Verlaufe eines Status ändert, wie von Meldrum u. Nilsson (1976) gezeigt wurde.

Bauer et al. (1989) konnten in CT, MRT und SPECT bei einer Patientin im Status fokaler Anfälle ein reversibles Hirnödem am Ort des EEG-Fokus nachweisen. Als ursächlich wurde eine Vasodilatation als Folge einer Kumulation von CO_2 und Laktat diskutiert. Auch ein Anstieg des systemischen Blutdrucks könnte zum passageren Verlust der vasalen Autoregulation und damit verstärktem intrazerebralen Blutfluß geführt haben, wie tierexperimentelle Untersuchungen von Plum at al. (1968) nahelegen. Daneben könnte eine erhöhte Permeabilität der Blut-Hirn-Schranke ebenfalls als ursächlich angesehen werden (Siemes et al. 1979).

Kreisman et al. (1983) verweisen besonders auf die Notwendigkeit suffizienter Kreislaufverhältnisse im Status, um lokale Hypoxien und damit Nervenzellschäden zu vermeiden.

Glukosestoffwechsel

Wasterlain u. Duffy (1976) führten Untersuchungen an Ratten durch, um den Effekt des Glukosestoffwechsels in bezug auf die Komplikationen durch einen Status epilepticus zu prüfen. Eine Gabe von Glukose vor Induktion des Status verminderte die Mortalitätsrate der Ratten um so mehr, je jünger diese waren, und hatte bei erwachsenen Tieren keinen Effekt mehr. Durch die Glukosebehandlung bei jungen Tieren waren Hirngewicht, DNA und RNA sowie Protein- und Cholesterolgehalt weniger beeinträchtigt als bei Salinetherapie. Bei mit Saline behandelten Tieren kam es zwar zu einer Abnahme der Hirnglukosekonzentration, nicht aber der Blutglukose. Dies läßt folgern, daß der Glukosetransport in das Gehirn mit dem zerebralen Bedarf nicht Schritt halten konnte. Blutzuckerspiegel lassen somit keinen sicheren Rückschluß auf den Hirnglukosegehalt zu. Gerade bei Kindern, bei denen das Gehirn deutlich anfälliger gegen Hypoglykämien ist, sollte im Status ein normaler, evtl. sogar etwas erhöhter Blutzuckerspiegel angestrebt werden (Dobbing u. Sands 1973; Haworth u. McRae 1965; Knobloch et al. 1967; Anderson et al. 1967; Banker 1967; Duffy et al. 1975; Petroff et al. 1984). In diesem Zusammenhang ist auch auf die Bedeutung einer Hypoxämie für die Störung des Energiehaushaltes im Status, insbesondere bei Neugeborenen, hinzuweisen (Young et al. 1986).

Die Dynamik des zerebralen Glukosegehaltes im Status epilepticus bei Ratten ist von Chapman et al. (1977) ausführlich dargelegt worden.

Prolongierte epileptische Aktivität kann zu einer Zellschädigung der Neurone führen. Exzitatorische Aminosäuren öffnen dabei Kalziumkanäle unter Mitwirkung von NMDA(N-Methyl-D-Aspartat)-Rezeptoren. Der über NMDA-Rezeptoren vermittelte extrem prolongierte Kalziumeinstrom kann langandauernde hypersynchrone Entladungen zur Folge haben. Die damit verbundene Depolarisation der Nervenzelle kann, durch die Aktivierung kataboler Enzyme (Proteinkinasen, Phospholipasen), eine Zellschädigung und einen Nervenzelluntergang bewirken (Davenport et al. 1988).

NMDA-Rezeptor-Antagonisten könnten somit ein mögliches therapeutisches Prinzip zur Verhinderung von Schäden durch Status epileptici sein, befinden sich jedoch derzeit noch im experimentellen Stadium.

Im Tierexperiment konnte gezeigt werden, daß das Gehirn im Status epilepticus erstaunlich gut in der Lage ist, erhöhte energetische Anforderungen via ATP auszugleichen (Howse 1983).

Todesursachen und Beatmung

Bei tierexperimentellen Status epileptici traten Todesfälle bei Baboons durch kardiovaskuläre Störungen auf (Meldrum u. Horton 1973). Bei Katzen und Ratten führten Herzarrhythmien, Hyperthermie und systemische Laktatazidosen zum Tode. Eine Verhinderung der Azidose erhöhte die Toleranz gegenüber Anfällen. Therapeutische Muskelrelaxation und Sauerstoffbeatmung verhinderten die schwersten Anfallsfolgen (Wasterlain 1974).

Seki u. Wada (1985) fanden ebenfalls kardiale Todesursachen. Bei Katzen mit induzierten Status im limbischen System trat der Tod einmal im Status, in den 5 anderen Fällen 2 - 4 Wochen nach Sistieren der Anfälle auf. Todesursache war in allen Fällen ein Herzinfarkt.

Tierexperimentelle Befunde an Katzen legen nahe, daß es auch trotz einer ausreichenden Sauerstoffbeatmung im Status epilepticus zu irreversiblen zerebralen Zellschädigungen kommen kann (Epstein u. O'Connor 1966).

Antiepileptika

Die zerebrale Aufnahme und Verteilung von Phenytoin im Status epilepticus bei Katzen mit generalisierten oder fokalen Anfällen wurde untersucht (Sechi et al. 1987). Peaks zerebraler Konzentrationen bestanden nach 45 min. Diese lagen bei generalisierten Status höher als bei fokalen Status epileptici. Nach 15 min gingen Blutspiegel und zerebrale Phenytoinkonzentration parallel einher, nach 30–40 min führten jedoch andere Einflußfaktoren, wie Änderungen der Hirndurchblutung, des zerebralen pH, des Gefäßwiderstandes, metabolischer Störungen und Blut-Hirn-Schranken-Änderungen zur veränderten Phenytoinaufnahme in das Gehirn. 30 min nach Statusbeginn kann somit vom Blutspiegel des Phenytoins nicht mehr auf die zerebrale Konzentration rückgeschlossen werden. Die zerebralen Konzentrationen liegen dabei im Vergleich eher zu hoch.

Tierexperimentell zeigten Phenobarbital und Phenytoin eine gute Wirkung bei der Statustherapie, Coramin, Hydergin und Megaphen hingegen keinen ausreichenden Effekt (Fuhrmann et al. 1954).

Verhalten

Status limbischer Anfälle bei Baboons, ausgelöst durch Kanainsäure, führten zu Auffälligkeiten in Form aggressiven Verhaltens. Das Freßverhalten war gestört, ebenso der Schlaf, die Tiere schliefen deutlich weniger (Cepeda et al. 1982).

Das Auftreten von Verhaltensstörungen im Status bei Tierexperimenten scheint aber nicht allein vom Auftreten der Anfälle selbst, sondern auch vom angewandten Auslösemechanismus (d. h. Medikament) abzuhängen (de Feo et al. 1986).

Literatur

Anderson JM, Milner RDG, Strich SJ (1967) Effects of neonatal hypoglyemia on the nervous system:
A pathological study. J Neurol Neurosurg Psychiatry 30:295 - 310

Banker BQ (1967) The neurological effects of anoxia and hypoglycemia in the newborn. Dev Med Child Neurol 9:544 - 550

Bauer J, Stefan H, Huk WJ et al. (1989) CT, MRI and SPECT neuroimaging in focal status epilepticus with simple and complex partial seizures: Case report. J Neurol 236:296-299

Benowitz NL, Simon RP, Copeland JR (1986) Status epilepticus: Divergence of sympathetic activity and cardiovascular response. Ann Neurol 19:197-199

Brierley JB, Brown AW, Meldrum BS (1971) The neuropathology of insulin-induced hypoglycaemia in a primate (M mulatta): Topography and cellular nature. In: Brierley JB, Meldrum BS (eds) Brain hypoxia. Heinemann, London, pp 225-230

Cepeda C, Tanaka T, Riche D, Naquet R (1982) Limbic status epilepticus: Behaviour and sleep alterations after intra-amygdaloid kainic acid microinjections in papio papio baboons Electroencephalogr Clin Neurophysiol 54:603-613

Chapman AG, Meldrum BS, Siesjö BK (1977) Cerebral metabolic changes during prolonged epileptic seizures in rats. Neurochem 28:1025-1035

Corsellis JAN (1971) The neuropathology of human epilepsy with particular reference to status epilepticus. In: Brierly JB, Meldrum BS (eds) Brain hypoxia. Heinemann, London, pp 263-265

Corsellis JAN, Bruton CJ (1983) Neuropathology of status epilepticus in humans. In: Delgado-Escueta AV, Wasterlain CG, Treiman DM, Porter RJ (eds) Advances in neurology, Vol 34: Status epilepticus. Raven Press, New York, pp 15-35

Davenport CJ, Monyer H, Choi DW (1988) Tetrahydroaminoacridine selectively attenuates NMDA receptor-mediated neurotoxicity. Eur J Pharmacol 154:73-78

Delgado-Escueta AV, Wasterlain CG, Treiman DM, Porter RJ (eds) (1983) Advances in neurology, Vol 34: Status epilepticus. Raven Press, New York

Dobbing J, Sands J (1973) Quantitative growth and development of the human brain. Arch Dis Child 48:757-767

Duffy TE, Howse DC, Plum F (1975) Cerebral energy metabolism during experimental status epilepticus. Neurochem 24:925-934

Epstein MH, O'Connor JS (1966) Destructive effects of prolonged status epilepticus. J Neurol Neurosurg Psychiatry 29:251-254

Feo MR de, Mecarelli O, Palladini G, Ricci GF (1986) Long-term effects of early status epilepticus on the acquisition of conditioned avoidance behavior in rats. Epilepsia 27:476-482

Fuhrmann W, Ross J, Magun R (1954) Experimentelle Untersuchungen über die Behandlung des Status epilepticus. Dtsch Z Nervenheilk 172:352-360

Goitein KJ, Shohami E (1983) Intracranial pressure during prolonged experimental convulsions in cats. J Neurol 230:259-266

Hanefeld F, Crome L (1979) Beziehungen zwischen Epilepsie und neuropathologischen Befunden im Kindesalter. In: Doose H, Groß-Selbeck G (Hrsg) Epilepsie 1979. Thieme, Stuttgart

Haworth JC, McRae KN (1965) The neurological and developmental effects of neonatal hypoglycemia. Can Med Assoc J 92:861 - 865

Howse DC (1983) Cerebral energy metabolism during experimental status epilepticus. In: Delgado-Escueta AV, Wasterlain CG, Treiman DM, Porter RJ (eds) Advances in neurology, Vol 34: Status epilepticus. Raven Press, New York, pp 209 - 216

Johansson B, Nilsson B (1977) The pathophysiology of the blood-brain barrier dysfunction induced by severe hypercapnia and by epileptic brain activity. Acta Neuropathol (Berl) 38:153 - 158

Knobloch H, Sotos JF, Sherad ES jr et al. (1967) Prognostic and etiologic factors in hypoglycemia. J Pediatr 70:876 - 884

Kreisman NR, Rosenthal M, LaManna JC, Sick TJ (1983) Cerebral oxygenation during recurrent seizures. In: Delgado-Escueta AV, Wasterlain CG, Treiman DM, Porter RJ (eds) Advances of Neurology, Vol 34: Status epilepticus. Raven Press, New York, pp 231 - 240

Meencke H-J, Takahashi H, Strachill M, Cervos-Navarro J (1984) Frühe ischämische Läsionen der Hippocampusneurone im experimentellen Status epilepticus. Fortschr Neurol Psychiat 52:116 - 121

Meldrum BS, Brierley JB (1973) Prolonged epileptic seizures in primates. Arch Neurol 28:10 - 17

Meldrum BS, Horton RW (1973) Physiology of status epilepticus in primates. Arch Neurol 28:1 - 9

Meldrum BS, Nilsson B (1976) Cerebral blood flow and metabolic rate early and late in prolonged epileptic seizures induced by bucucilline. Brain 99:523 - 542

Meldrum BS, Horton RW, Brierley JB (1974) Epileptic brain damage in adolescent baboons following seizures induced by allyglycine. Brain 97:417 - 428

Meyer A (1963) Anoxias, intoxications and metabolis disorders. In: Blackwood W, Corsellis JAN (eds) Greenfields neuropathology. Arnold, London, pp 235 - 287

Mölbert E, Baumgartner G, Ketelsen U-P (1967) Elektronenmikroskopische Untersuchungen an der Großhirnrinde der Katze nach Elektrokrämpfen. Dtsch Z Nervenheilk 190:295 - 315

Norman RM (1964) The neuropathology of status epilepticus. Med Sci Law 46 - 51

Peiffer J (1963) Morphologische Aspekte der Epilepsien, pathogenetische, pathologisch-anatomische und klinische Probleme. Springer, Berlin Göttingen Heidelberg

Peiffer J (1984) Pathologie der Epilepsien. In: Remmle W (Hrsg) Pathologie, Bd 4. Springer, Berlin Heidelberg New York Tokyo, S 107 - 113

Petroff OAC, Prichard JW, Behar KL, Alger JR, Shulman RG (1984) In vivo phosphorus nuclear magnetic resonance spectroscopy in status epilepticus. Ann Neurol 16:169 - 177

Pfleger L (1880) Beobachtungen über Schrumpfungen und Sclerose des Ammonshornes bei Epilepsie. Allg Z Psychiat 359 -365

Plum F, Posner JB, Troy B (1968) Cerebral metabolic and circulatory responsing to induced convulsions in animals. Arch Neurol 18:1-13

Pope A (1969) Perspectives in neuropathology. In: Jasper HH, Ward AA, Pope A (eds) Basic mechanisms of the epilepsies. J & A Churchill, London, pp 773-790

Scholz W (1951) Die Krampfschädigung des Gehirns. Springer, Berlin Göttingen Heidelberg

Scholz W (1959) The contribution of patho-anatomical research to the problem of epilepsy. Epilepsia 1:36-55

Sechi GP, Russo A, Rosati G, Mutani R, Monaco F (1987) Distribution of diphenylhydantoin in the brain during experimental status epilepticus of the cat. Epilepsy Res 1:173-177

Seki K, Wada JA (1985) Unexpected death upon recovery from status epilepticus induced by intracerebral folic acid injection in cats. J Jpn Epil Soc 3:80-89

Siegel GR (1984) Zur Neuropathologie sogenannter kleiner Anfälle im Kindesalter. Dissertation, Tübingen

Siemens H, Siegert M, Hanefeld F (1979) Erhöhte Permeabilität der Blutliquorschranke als Hinweis auf ein Hirnödem nach prolongierten Krampfanfällen. In: Doose H, Gross-Selbeck G (Hrsg) Epilepsie 1979. Thieme, Stuttgart, S 85-92

Spielmeyer W (1927) Histopathologie des Nervensystems. Springer, Berlin, S 74-79

Wasterlain CG (1974) Mortality and morbidity from serial seizures. Epilepsia 15:155-176

Wasterlain CG (1976) Effects of neonatal status epilepticus on rat brain development. Neurology 26:975-986

Wasterlain CG (1979) Does anoxemia play a role in the effects of neonatal seizures on brain growth? Eur Neurol 18:222-229

Wasterlain CG, Duffy TE (1976) Status epilepticus in immature rats. Arch Neurol 33:821-827

Young RSK, Briggs RW, Yagel SK, Gorman I (1986) 31P Nuclear magnetic resonance study of the effect of hypoxemia on neonatal status epilepticus. Pediat res 20:581-586

Epileptische Syndrome und Status epileptici

Von epileptischen Anfällen, die in verschiedener Symptomatik auftreten können, sind zum einen Epilepsien, d. h. Krankheiten mit rezidivierendem Auftreten epileptischer Anfälle, und schließlich epileptische Syndrome abzugrenzen. Bei epileptischen Syndromen manifestieren sich verschiedene Anfälle bei einem Patienten oft ab einem bestimmten Lebensalter. Im Rahmen eines epileptischen Syndroms können Status verschiedener epileptischer Anfälle unabhängig voneinander auftreten. So etwa beim Lennox-Gastaut-Syndrom Status myoklonisch-astatischer Anfälle, tonischer Anfälle oder atypischer Absencen.

Um eine Übersicht über die Manifestation der in den einzelnen Kapiteln beschriebenen Statusformen bei verschiedenen epileptischen Syndromen zu ermöglichen, werden die Syndrome zunächst kurz dargestellt, ihre Beziehung zu den Status dann aufgezeigt.

West-Syndrom (BNS-Syndrom)

Beim West-Syndrom treten Blitz-Nick-Salaam(BNS)-Krämpfe zwischen dem 3. und 8. Lebensmonat in Erscheinung. Fokale oder generalisierte Anfälle können hinzukommen. Die klinische Symptomatik besteht in blitzartigen Einzelmyoklonien oder kurzen tonischen Krämpfen. Im EEG besteht typischerweise eine Hypsarrhythmie. Die Ätiologie des Leidens ist in aller Regel symptomatisch, meist als Folge einer prä- oder perinatalen Hirnschädigung. Die Prognose ist ungünstig, mit einer Mortalität um 20 % behaftet.

Die BNS-Krämpfe sistieren oft im Kleinkindesalter. Das West-Syndrom kann in das Lennox-Gastaut-Syndrom übergehen.

Die BNS-Krämpfe des West-Syndroms neigen zum Auftreten in Anfallsserien (Matthes 1984; Jeavons 1985).

Lennox-Gastaut-Syndrom

Beim Lennox-Gastaut-Syndrom treten myoklonisch-astatische Anfälle, atypische Absencen, Blinzelanfälle, Nickanfälle, Sturzanfälle und vorwiegend nächtliche tonische Anfälle auf. Im EEG besteht ein Spike-wave-Variantmuster in Form generalisierter 2-2,5/s-Spike-wave-Komplexe. Das Manifestationsalter ist das 2.-5. Lebensjahr. Meist besteht eine symptomatische Genese als Folge prä-, peri- oder postnataler Hirnschäden. Eine familiäre Epilepsiebelastung liegt in bis zu 20% vor. Die Prognose ist ungünstig. Im Verlauf treten häufig Grand mal und fokale Anfälle hinzu (Matthes 1984).

Beim Lennox-Gastaut-Syndrom besteht eine hohe Statusneigung. 50% aller Patienten erleiden einen Status epilepticus insbesondere atypischer Absencen (in bis zu 36%) und tonischer Anfälle (Matthes 1984; Doose 1985).

Lange Dauer, bis zu Monaten, schlechte Behandlungsmöglichkeit und häufige Rezidive charakterisieren die Status im Rahmen eines Lennox-Gastaut-Syndroms (Beaumanoir 1985).

Friedmann-Syndrom (Absencen im Schulkindalter)

Einfache oder komplexe typische Absencen treten gemeinsam mit Aufwach-Grand mal auf. Elektroenzephalographisch bestehen generalisierte bilateral synchrone 2,5-4/s-spike-wave-Komplexe. Manifestationsalter: 5-10. Lebensjahr. Meist idiopathische Genese. Gute therapeutische und soziale Prognose (Matthes 1984). Status typischer Absencen im Rahmen des Friedmann-Syndroms sind seltener als Status atypischer Absencen beim Lennox-Gastaut-Syndrom (Christian 1980).

Janz-Syndrom

Impulsiv-Petit mal und Aufwach-Grand mal. Im EEG generalisierte 2 - 6/s-Polyspike-wave-Potentiale. Manifestationsalter 12–25. Lebensjahr. Genetisch determiniert. Günstige Gesamtprognose. Status von Impulsiv-Petit-mal-Anfällen gelten als selten (Matthes 1984).

Literatur

Beaumanoir A (1985) The Lennox-Gastaut syndrome. In: Roger J, Dravet C, Bureau M, Dreifuss FE, Wolf P (eds) Epileptic syndromes in infancy, childhood and adolescence. John Libbey Eurotext, London, pp 89 - 99

Christian W (1980) Statusformen kleiner epileptischer Anfälle. Nervenarzt 51:591 - 606

Doose H (1985) Myoclonic astatic epilepsy of early childhood. In: Roger J, Dravet C, Bureau M, Dreifuss FE, Wolf P (eds) Epileptic syndromes in infancy, childhood and adolescence. John Libbey Eurotext, London, pp 78 - 88

Jeavons PM (1985) West syndrome: infantile spasms. In: Roger J, Dravet C, Bureau M, Dreifuss FE, Wolf P (eds) Epileptic syndromes in infancy, childhood and adolescence. John Libbey Eurotext, London, pp 51 - 57

Matthes A (1984) Epilepsien. Thieme, Stuttgart

Diagnostische Untersuchungs-Methoden

Neben der klinischen Untersuchung gewinnen apparative Zusatzuntersuchungen immer mehr an Bedeutung für die Diagnose von Status epileptici und ihre Ätiologie. Es bedarf dabei der Kenntnis um Grenzen und Möglichkeiten der Aussagefähigkeit solcher Hilfsmethoden, um durch die erhobenen Befunde nicht falsche Schlüsse zu ziehen. So schließt ein unauffälliges Oberflächen-EEG z.B. nicht zwangsläufig einen Status fokaler Anfälle aus.

Indikation und Aussagefähigkeit relevanter Untersuchungsmethoden sollen daher im folgenden vor der Beschreibung einzelner Statusformen kurz dargestellt werden.

Klinische Beobachtung

Klinische Beobachtung, Anamnese und körperliche Untersuchung bleiben trotz aller apparativen Untersuchungsmöglichkeiten die Basis der Diagnostik. Zwar sollte nicht durch überlanges Beobachten eine adäquate Therapieeinleitung versäumt werden, doch bedarf es zunächst einer Diagnosefindung. Je nach Art des Anfallsstatus wird die Beobachtung mehr oder weniger schnell eine Diagnose erlauben. Grand-mal-Anfälle werden sich kaum einer richtigen Zuordnung entziehen, können allerdings durch psychogene Anfälle vorgetäuscht werden. Absencenstatus und Status komplex-partieller Anfälle können hingegen mit so geringer und unspezifischer klinischer Symptomatik einhergehen, daß ihre Diagnostik auch bei genauer Beobachtung nur schwer möglich sein kann.

Elektroenzephalogramm (EEG)

Im Zweifelsfall bedarf die Diagnostik somit Zusatzuntersuchungen, vordringlich ist hierbei das Elektroenzephalogramm (EEG). Bei der Beurteilung ist zu berücksichtigen, daß mit dieser Methode nur Summenpotentiale der Hirnrinde erfaßt werden (konventionelles Oberflächen-EEG), während Entladungen in tiefergelegenen Hirnarealen sich der Aufzeichnung entziehen können.

Dieses Manko läßt sich z. T. durch die Verwendung von Spezialelektroden, wie z. B. Supraorbitalelektroden oder sogar Tiefenelektroden, ausgleichen. Diese erweiterte Anwendung des EEG wird jedoch im Regelfall nicht zur Verfügung stehen, kann aber zur Diagnostik einer lange bestehenden Aura continua oder eines Status komplex-partieller Anfälle von Bedeutung sein. Wieser (1979) konnte zeigen, daß „psychische Anfälle", also Anfälle mit psychischer Symptomatik wie Halluzinationen, emotionalen Störungen u. a. durch Stereo-EEG-Ableitungen als epileptisch bedingt nachgewiesen werden können.

Das Oberflächen-EEG zeigt steile Potentiale, wenn diese mindestens 6 cm^2 des zerebralen Kortex erfassen. Langsame Aktivität wird hingegen besser als steile Abläufe registriert. Entladungen in bestimmten Hirnarealen, wie dem Interhemisphärenspalt oder temporo-mesial werden sehr schlecht mit dieser Methode aufgezeichnet. So müssen auch bei gesicherten epileptischen Anfällen nicht zwingend EEG-Veränderungen im Oberflächen-EEG auftreten, allerdings ist nach einem Grand mal zumindest eine Allgemeinveränderung zu erwarten. Gerade bei komplex-partiellen Anfällen kann das iktnale EEG unauffällig bleiben (Karbowski 1975; Christian 1976).

Die Abb. 2 zeigt einen kontinuierlichen Spike-wave-Fokus temporomesial links, der allein durch Tiefenelektroden (Fol - Foramen-oval-Elektrode links -, medial neben dem Hippocampus im Subarachnoidalraum plaziert) erfaßt wird. Im Oberflächen-EEG erscheinen hingegen nur unspezifische Theta-Wellen (T3–T5). Dieser Befund demonstriert die eingeschränkte Aussagefähigkeit von Oberflächen-EEG-Ableitungen.

Dies bedeutet, daß bei erheblichem klinischen Verdacht auch

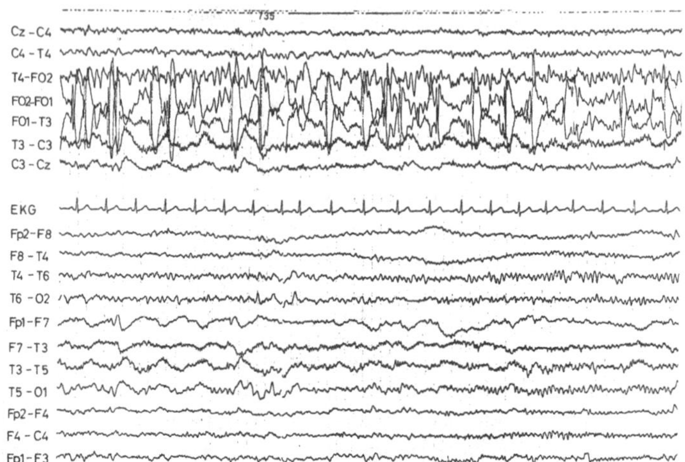

Abb. 2. Kontinuierlicher Spike-wave-Fokus temporo-mesial links, der mittels Spezialelektroden (*FO* Foramen ovale Elektroden) erfaßt wird, sich der Darstellung durch Oberflächenelektroden (z. B. T 3–T 5) jedoch weitgehend entzieht (hier alleine leichter Verlangsamungsherd)

unauffällige EEG-Befunde zunächst die Diagnose eines Status (meist partieller Anfälle) nicht ausschließen. Bei Status sog. primär generalisierter Anfälle wird das Oberflächen-EEG jedoch in aller Regel generalisierte Spike-wave-Komplexe aufweisen.

Zur Diagnostik intermittierender Status, insbesondere bei nächtlichen Manifestationen, kann das mobile Langzeit-EEG wertvolle Hilfe leisten (Stefan u. Burr 1987).

Neben der Bedeutung für die Diagnose des Status epilepticus kann das EEG auch hilfreich bei der Therapieüberwachung sein (Celesia 1976; Stefan et al. 1984, 1986).

Simultane Aufzeichnung von EEG und Patientenverhalten (SDA)

Die simultane Video-Doppelbild-Aufzeichnung von Patientenverhalten und EEG (SDA) hat sicherlich den höchsten Aussagewert zur Diagnostik *epileptischer* Anfälle. Ergänzend können polygraphische Ableitungen von Nutzen sein, so neben EEG u.a. EKG, EMG, Atmung. Mittels Fernsehzeitlupe schließlich ist es möglich, sehr exakt die elektroklinische Korrelation und Phasenbeobachtung des Anfalls durchzuführen (Stefan u. Penin 1979; Bowden et al. 1975; Binnie et al. 1981; Masuhr 1979; Dreyer u. Wehmeyer 1977; Dreyer u. Wehmeyer 1979; Vignaendra et al. 1979; Hunter u. Jasper 1949; Ives u. Gloor 1978; Schwab et al. 1954). Während früher EEG und Patientenverhalten von zwei getrennten Kameras aufgenommen und schließlich auf je einer Hälfte eines Monitors zusammen dargestellt wurden, wird das EEG heutzutage digital auf eine Videokassette überspielt. Neben einer besseren Aufnahmequalität entfällt dadurch die Zeitverschiebung zwischen EEG und klinischem Verhalten, die bei älteren Anlagen mehrere Sekunden betragen konnte.

Die SDA kann aber die klinische Diagnostik nicht vollkommen ersetzen. Psychische Phänomene werden allein durch die Aufzeichnung nicht erfaßt (Exploration unter SDA), ebenso wie der Wachheitsgrad, eine Inkontinenz etc. (Mattson 1983).

Videokontrollierte Langzeit-EEG-Registrierungen ermöglichen die objektive Quantifizierung des Therapieeffektes (Anfallsfrequenz und Anfallsdauer) während der Intensivbehandlung.

Bildgebende Verfahren

Die modernen bildgebenden Untersuchungsverfahren wie CT, MRT und SPECT spielen gegenüber Beobachtung und EEG eine untergeordnete Rolle zur Statusdiagnostik. Die wesentliche Indikation von CT und MRT beim Status epilepticus ist die Klärung der Ätiologie des Leidens. Hirntumore, Hirnblutungen, Sinusvenenthrombosen, Kontusionen, Abszesse etc. können dadurch dargestellt werden (Radü et al. 1980; Lange et al. 1988). Vereinzelt wurde mit diesen Methoden auch ein reversibles zerebrales Öden sowie eine vermehrte Perfusion (SPECT) an der Stelle der maximalen epileptischen Entladungen erfaßt (Bauer et al. 1989; Stone et al. 1986; Yarnell et al. 1974; Lee u. Goldberg 1977; Kramer et al. 1987).

Andere Autoren haben generalisierte Hirnödeme im Status epilepticus mittels CT nachweisen können (Ketz u. Meier 1979). Die Kenntnis um fokale Ödeme beim Status epilepticus ist wesentlich, um diese nicht als Tumor zu verkennen. Kontrolluntersuchungen können die Reversibilität dieser Schwellung und damit ihre Benignität nachweisen (Kramer et al. 1987; Bauer et al. 1989).

Die Abb. 3 - 5 demonstrieren die Möglichkeiten bildgebender Methoden der Statusdiagnostik.

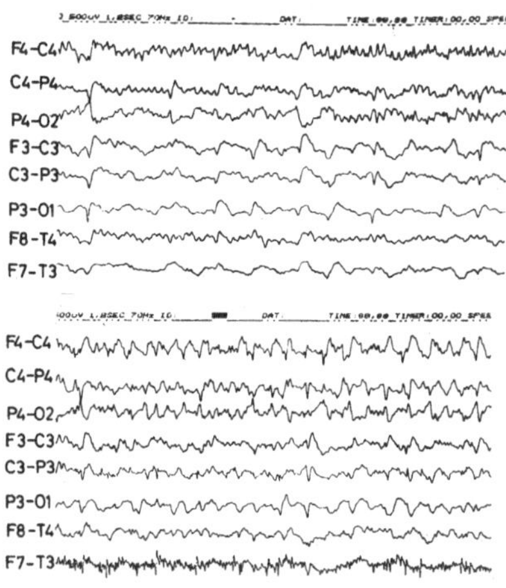

Abb. 3. Iktuale EEG-Ableitung einer 35-jährigen Patientin im Status einfach und komplex-partieller Anfälle. Verlangsamungsherd mit vereinzelten steileren Potentialen zentroparietal rechts (C 4 P 4)

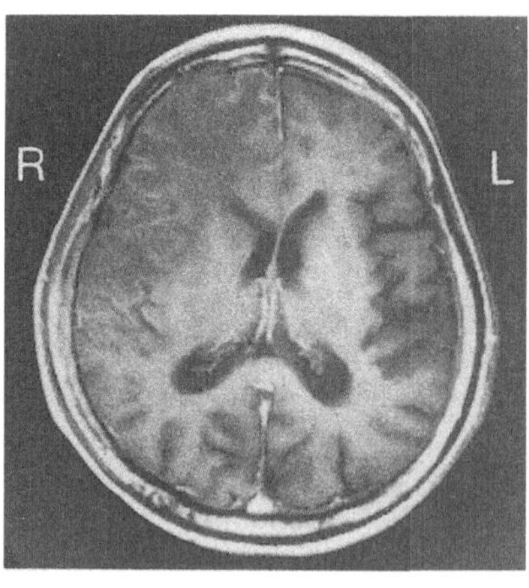

Abb. 4. Kraniales MRT der in Abb.3 vorgestellten Patientin während des fokalen Status epilepticus. Es zeigt ein dem EEG-Fokus (Abb. 3) lokalisatorisch identisches fokales Ödem, das nach Abklingen des Status reversibel war. [Abdruck mit freundlicher Genehmigung von Herrn Prof. Dr. Huk, Leiter der Neuroradiologischen Abteilung der Universität Erlangen-Nürnberg]

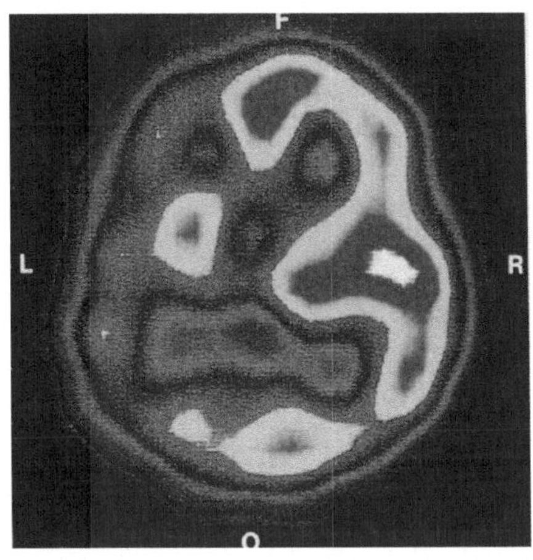

Abb. 5. Iktuales SPECT im Status epilepticus bei derselben Patientin wie in Abb. 3 und 4. Eine fokale Hyperperfusion am Ort des EEG-Fokus und des fokalen Ödems kommt hierbei zur Darstellung. [Abdruck mit freundlicher Genehmigung von Herrn Dr. H. Feistel, Nuklearmedizinische Klinik der Universität Erlangen-Nürnberg]

Bei einer 35jährigen Patientin mit bekannter Epilepsie manifestierte sich ein Status einfach- und komplex-partieller Anfälle. Kloni im Gesicht, links betont, und auch im Bereich des linken Arms auftretend, charakterisierten die klinische Symptomatik (einschließlich einer Bewußtseinsstörung bei komplex-partiellen Anfällen).

Im Oberflächen-EEG zeigte sich ein Verlangsamungsherd mit vereinzelten steileren Abläufen, stellenweise in Phasenumkehr, zentroparietal rechts (C4-P4 in Abb. 3).

Im kranialen CT und MRT (Abb. 4) konnte ein fokales Ödem frontozentral rechts, dem EEG-Fokus lokalisatorisch entsprechend, nachgewiesen werden. Mittels einer SPECT-Messung (Single Photonen Emissions Computertomographie mit 99 m Tc-HMPAO) ließ sich dort eine regionale Hyperperfusion darstellen (Abb. 5). Die funktionellen (EEG, SPECT) und morphologischen (CT, MRT) Untersuchungsmethoden stimmten hierbei somit lokalisatorisch überein. Das Ödem war nach Sistieren des Status innerhalb von 2 Wochen reversibel.

Liquor cerebrospinalis

Die Untersuchung des Liquor cerebrospinalis dient dem Nachweis einer entzündlichen ZNS-Erkrankung als Statusursache (Schliack u. Hopf 1988). Im Zuge der CT-Diagnostik hat die Bedeutung der Liquordiagnostik zum Nachweis anderer Statusursachen an Relevanz verloren (Heintel u. Künkel 1972; Verma et al. 1984).

Laborchemische Serumanalysen

Laborchemische Serumanalysen dienen zunächst dem Nachweis möglicher metabolischer Ursachen eines Status. Insbesondere dem Blutzucker gilt das Augenmerk. Außer der möglichen Anfallsauslösung durch eine Hypoglykämie soll darauf hingewiesen werden, daß ein hyperosmolares nicht-ketoazidotisches Coma diabeticum ebenfalls einen Status epilepticus auslösen kann (Flügel u. Druschky 1976).

Neben der ätiologischen Statusdiagnostik ist aber die Kontrolle wesentlicher Laborparameter wie Elektrolyte, Kreatinin, Sauerstoffsättigung etc. bei der Behandlung von großer Relevanz, nicht zuletzt die Bestimmung der Antiepileptikablutspiegel.

Prolaktinbestimmung

In einzelnen Fällen kann die Bestimmung von Prolaktin im Serum einen Hinweis auf das Vorliegen eines Status epilepticus, insbesondere komplex-partieller Anfälle, geben. Bei langanhaltender uncharakteristischer klinischer Symptomatik mit Verwirrtheit und inadäquatem Verhalten kann bei unauffälligem EEG-Befund die Diagnose schwierig sein. Prolaktin steigt nach epileptischen Anfällen in unterschiedlicher Häufigkeit an. Nach Grand mal in 88 %, nach komplex-partiellen Anfällen in 78 %, nach einfach-partiellen Anfällen in 22 % und nach sog. primär generalisierten Anfällen wie Absencen in 7 %. Bei Prolaktinspiegeln von mehr als 700 μ U/ml kann ein epileptischer Anfall vermutet werden, falls andere prolaktinbeeinflussende Faktoren fehlen (Bauer et al. 1987; 1989 a, b; Rao et al. 1989).

Die Abb. 6 zeigt das Prolaktinprofil einer Patientin im Status epilepticus. Zur Hormonbestimmung wurden über einen Zeitraum von 24 h alle 20 min 5 ml Blut entnommen. Während der Blutentnahmen bestand ein Status einfach (dysmnestisch) - und komplex-partieller Anfälle. Die komplex-partiellen Anfälle sind durch Pfeile gekennzeichnet. Nicht alle, jedoch einzelne der Anfälle sind durch einen Prolaktinanstieg gekennzeichnet. Im Status scheint sich der postiktuale Prolaktinanstieg zu erschöpfen.

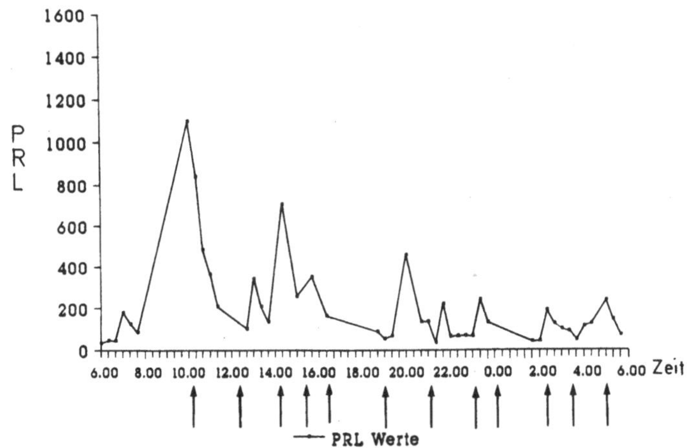

Abb. 6. Serum-Prolaktionprofil einer Patientin im Status komplex-partieller Anfälle, das eine Abnahme der Prolaktinantwort im Verlaufe des Status zeigt. Die *Pfeile* kennzeichnen einzelne komplex-partielle Anfälle, dazwischen bestand eine Bewußtsteinsstörung. Prolaktinkonzentrationen über 700 µU/ml werden unsererseits als signifikant erhöht angesehen. (Die Prolaktinbestimmungen wurden von Herrn Dr. U Schrell, Neurochirurgische Klinik der Universität Erlangen-Nürnberg, dankenswerterweise durchgeführt.)

Literatur

Bauer J, Rao ML, Stefan H (1987) Postiktuale Serum-Prolaktinbestimmung zur Differenzierung zwischen epileptischen und psychogenen Anfällen. Aktuel Neurol 14:60–62

Bauer J, Stefan H Huk WJ et al. (1989) CT, MRI and SPECT neuroimaging in focal status epilepticus with simple partial and complex partial seizures: case report. J Neurol 236:296–299

Bauer J, Stefan H, Schrell U, Uhlig B (1989 a) Stellenwert und Methodik der postiktualen Serum-Prolaktin-Bestimmung bei epileptischen Anfällen. In: Fischer P-A, Baas H, Enzensberger W (Hrsg) Verhandlungen der Deutschen Gesellschaft für Neurologie, Bd 5. Springer, Berlin Heidelberg New York Tokyo, S 953–955

Bauer J, Stefan H, Schrell U, Sappke U, Uhlig B (1989 b) Neurophysiologische Grundlagen und klinische Wertigkeit der postiktualen Serum-Prolaktinbestimmung bei epileptischen Anfällen. Fortsch Neurol Psychiat 57:457–468

Binnie CD, Rowan AJ, Overweg J, Meinardi H, Wisman T, Kamp A, Lopes da Silva F (1981) Telemetric EEG and video monitoring in epilepsy. Neurology (NY) 31:298-303

Bowden AN, Fitch P, Gilliatt RW, Willison RG (1975) The place of EEG telemetry and closed-circuit television in the diagnosis and management of epileptic patients. Proc R Soc Med 68:246-248

Celesia CG (1976) EEG monitoring in status epilepticus. In: Janz D (ed) Epileptology. Thieme, Stuttgart, S 328-337

Christian W (1976) Leistungsfähigkeit und Grenzen des EEG in Diagnostik und Therapie der Erwachsenen-Epilepsie. Aktuell Neurol 3:137-145

Dreyer R, Wehmeyer W (1977) Status mit psychomotorischen Anfällen. Beitrag zur klinischen und hirnelektrischen Problematik, Nervenarzt 48:612-620

Dreyer R, Wehmeyer W (1979) Psychomotorische Anfälle im Doppelbild. In: Doose H, Groß-Selbeck G (Hrsg) Epilepsie 1978. Thieme, Stuttgart, S 148-158

Flügel KA, Druschky K-F (1976) Elektroencephalographische und neurologische Befunde beim hyperosmolaren nicht ketoazidotischen Coma diabeticum. Nervenarzt 47:723-736

Heintel H, Künkel H (1972) Der Liquor cerebrospinalis beim Status epilepticus. Ergebnisse einer multifaktoriellen Analyse. Z Neurol 201:261-268

Hunter J, Jasper HH (1949) A method of analysing seizure pattern and electroencephalogram: a cinematographic technique. Electroencephalogr. clin Neurophysiol 1:113-114

Ives JR, Gloor P (1978) A long term time-lapse video system to document the patient's spotaneous clinical seizure synchronized with the EEG. Electroencephalogr. clin Neurophysiol 45:412-416

Karbowski K (1975) Das Elektroenzephalogramm im epileptischen Anfall. Huber, Bern

Ketz E, Meier HR (1979) Verlauf- und prognosebestimmende Faktoren beim Grand-mal Status. Aktuel Neurol 6:233-239

Kramer RE, Lüders H, Lesser RP, Weinstein MR, Dinner DS, Morris HH, Wyllie E (1987) Transient focal abnormalities of neuroimaging studies during focal status epilepticus. Epilepsia 28:528-532

Lange S, Grumme T, Kluge W, Ringel K, Meese W (1988) Zerebrale und spinale Computertomographie. Schering AG, Berlin

Lee SH, Goldberg HJ (1977) Hypervascular pattern asociated with idiopathic focal status epilepticus. Radiology 125:159-163

Masuhr KF (1979) Video-Analyse großer epileptischer Anfälle. In: Doose H, Groß-Selbeck G (Hrsg) Epilepsie 1978. Thieme, Stuttgart, S 174-180

Mattson RH (1983) Closed-circuit-televised videotape recording and electroencephalography (CCTV/EEG) in convulsive status epilepticus. In: Delgado-Escueta AV, Wasterlain CG, Treiman DM, Porter RJ (eds) Advances in neurology, Vol 34: Status epilepticus. Raven Press, New York, pp 37-46

Radü EW, Kendall BE, Moseley JF (1980) Computertomographie des Kopfes. Thieme, Stuttgart

Rao ML, Stefan H, Bauer J (1989) Epileptic but not psychogenic seizures elicit serum prolactin. Neuroendocrinology 49:33–39

Schliack H, Hopf HC (1988) Diagnostik in der Neurologie. Thieme, Stuttgart

Schwab RS, Schwab MW, Whitec D, Chock YC (1954) Synchronized moving pictures of patients and EEG. Electroencephalogr. clin Neurophysiol 6:684–686

Stefan H, Burr W (1987) Atlas des mobilen Langzeit-EEG-Monitoring. G. Fischer, Stuttgart

Stefan H, Penin H (1979) Methoden der verfeinerten Merkmalserfassung bei Anfallspatienten. In: Doose H, Groß-Selbeck G (Hrsg) Thieme, Stuttgart, S 180–187

Stefan H, Schäfer H, Kuhnen C (1986) Abendliche Einmalgabe von Carbamazepin slow release (CSR). Nervenarzt 57:405–407

Stefan H, Burr W, Fichsel H, Fröscher W, Penin H (1984) Intensive follow-up monitoring in patients with once daily evening administration of sodium valproate. Epilepsia 25:152–160

Stone JL, Hughes JR, Barr A, Tan W, Russell E, Crowell RM (1986) Neuroradiological and electroencephalographic features in a case of temporal lobe status epilepticus. Neurosurgery 18:212–216

Verma AK, Gupta SK, Maheshwari MC (1984) 5-HIAA in cerebrospinal fluid of patients with status epilepticus. Epilepsia 25:499–501

Vignaendra V, Walsh J, Burrows S (1979) The application of prolonged EEG telemetry and videotape recording to the study of seizures and related disorders. Clin Exp Neurol 16:81–94

Wieser HG (1979) „Psychische Anfälle" und deren stereo-elektroenzephalographisches Korrelat. Z EEG EMG 10:1976–206

Yarnell PR, Burdick D, Sanders B, Stears J (1974) Focal seizures, early veins and increased blood flow. Neurology 24:512–516

Symptome des Status epilepticus

Grand-mal (GM)-Status

Definition

Unter einem GM-Status versteht man einen langanhaltenden epileptischen Zustand, resultierend entweder aus einem prolongierten einzelnen GM-Anfall (kontinuierlich) oder häufig sich wiederholenden GM-Anfällen, zwischen denen der Patient das Bewußtsein nicht wiedererlangt (diskontinuierlich) (Obersteiner 1873; Janz 1961; Janz u. Kautz 1963; Gastaut u. Kugler 1976; Wolf et al. 1987). Die Mindestdauer eines solchen epileptischen Zustandes, ab der man von einem „Status epilepticus" spricht, wird unterschiedlich angegeben, als Minimum werden 15 min (Matthes 1984), häufig 30 min (Rowan u. Scott 1970; Hauser 1983;) und z. T. 60 min (Oxbury u. Whitty 1971) genannt. Ein diskontinuierlicher GM-Status wird als Manifestation von mehr als drei GM in kurzer Folge definiert (Oxbury u. Whitty 1971).

Ein GM-Status kann sich aus einer GM-Serie entwickeln, wobei sich der Abstand zwischen den Anfällen zunehmend verkürzt und im Status geringer als 1 h, z. T. nur 5–15 min lang ist (Janz 1961; Janz u. Kautz 1963).

Inzidenz und Prävalenz

Interkurrent treten GM-Status im Rahmen einer bereits bestehenden Epilepsie bei 1,3–16 % aller Patienten auf, dabei bei symptomatischen Epilepsien durchschnittlich in 9%, bei idiopathischen Epilepsien in weniger als 2% (Janz 1960; Rothner u. Morris 1987). Die Angaben zur Häufigkeit schwanken stark in Abhängigkeit vom untersuchten Krankengut und reichen bis zu 17% in einzelnen Untersuchungsgruppen (Turner 1907; Ostmann 1928; Hunter 1959/60; Lennox 1960; Janz 1961; Ying-K'un et al. 1963; Janz 1964; Pozdnjakov 1965; Rodin 1968; Heintel 1972).

Altersverteilung

Ein GM-Status kann sich in jedem Lebensalter manifestieren (Marchand u. de Ajuriaguerra 1948; Rowan u. Scott 1970; Roger et al. 1974; Meier u. Ketz 1976; Pilke et al. 1984; Celesia et al. 1987), wenn auch Häufungen in bestimmten Altersgruppen beobachtet wurden. So fand Druschky (persönliche Mitteilung) einen ersten Gipfel zwischen dem 30. und 40. Lebensjahr, einen zweiten zwischen dem 50. und 60. Lebensjahr. Gastaut et al. (1967) gaben das Durchschnittsalter bei der Statusmanifestation mit 34 Jahren (range 5-76 Jahren), Fröscher u. Ansmann (1985) mit 38 Jahren (range 15-65 Jahre) an.

Heintel (1972) unterschied diesbezüglich GM-Status symptomatischer und idiopathischer Genese im Erwachsenenalter. Das Durchschnittsalter bei bekannter Ätiologie betrug 33,1 Jahre, bei unbekannter Ätiologie 43,8 Jahre. Dieser Altersunterschied konnte als statistisch signifikant verifiziert werden.

Geschlechtsverteilung

Ein konstant reproduzierbares Überwiegen eines Geschlechtes bei GM-Statusmanifestation gibt es nicht (Rowan u. Scott 1970; Heintel 1972; Roger et al. 1974; Gastaut 1983; Rothner u. Morris 1987), auch nicht unter Berücksichtigung der Ätiologie des Status (Heintel 1972). Allerdings waren in einzelnen Untersuchungsgruppen Dominanzen festgestellt worden, so ein Überwiegen der Männer mit 53:30 (Heintel 1972) bis 76:36 (Gastaut et al. 1967). Lorenz (1890) hatte ein Überwiegen der Frauen vermutet, da 40 der 60 damals in der Literatur beschriebenen Fälle Frauen betrafen.

Manifestationszeitpunkt

Janz (1960, 1961) führte in der Beschreibung des Status epilepticus die Einteilung in eine initiale, isolierte und interkurrente (d. h. im Verlaufe einer Epilepsie auftretende) Statusmanifestation ein. Die Häufigkeitsverteilung liegt für inital auftretende Status bei 12 %, für isolierte Status bei 30 % und für interkurrente Status bei 58 % (Janz 1964; Heycop ten Ham et al. 1967; Heintel 1972; Janz 1983).

Obersteiner (1973) kannte offensichtlich nur interkurrente Manifestationen, Hertz (1877) beschrieb erstmals einen isolierten, Gressmann (1918) einen initialen GM-Status.

Initiale oder isolierte GM-Status sind meist die Folge traumatischer Hirnverletzungen oder raumfordernder intrakranieller Prozesse. Isolierte GM-Status weisen oft auf eine akute Hirnschädigung hin (Janz 1961). Dementsprechend disponieren symptomatische Epilepsien zur Manifestation initialer und isolierter Status und zum Auftreten eines Status innerhalb der ersten beiden Jahre nach Beginn einer Epilepsie (Oxbury u. Whitty 1971; Heintel 1972).

Janz (1964) erfaßte 30 GM-Status, bei 22 Patienten lag eine bekannte Ätiologie zugrunde. Bei 18 dieser Patienten trat der GM-Status innerhalb der ersten 5 Erkrankungsjahre auf, die 4 restlichen folgten nach spätestens 17 Jahren nach Epilepsiebeginn. 48 der 83 von Heintel (1972) untersuchten GM-Status traten 0–2 Jahre nach Beginn der Epilepsie auf, von diesen waren nur 2 Status unbekannter Ätiologie. Bestand die Epilepsie 3 Jahre oder länger, so war in der Folge das Auftreten eines GM-Status, egal welcher Ätiologie, zufallsverteilt (Spannbreite 3–34 Jahre nach Epilepsiebeginn). Das gemittelte Manifestationsintervall für einen GM-Status vom Epilepsiebeginn an gerechnet, betrug bei bekannter Ätiologie 4,8 Jahre, bei unbekannter Ätiologie 15,5 Jahre (Heintel 1972). Hunter (1959/60) wie auch Janz (1964) zweifelten daran, daß eine idiopathische Epilepsie durch einen GM-Status eingeleitet werden kann, während Chavany et al. (1954) dies für möglich hielten.

Peiffer (1963) führte den Begriff des „terminalen" Status epilepticus ein. Darunter versteht man einen GM-Status, der isoliert am Ende einer Erkrankung auftritt und meist mit einem letalen Ausgang verbunden ist. Von 31 initialen oder isolierten

GM-Status in der Untersuchung von Heintel (1972) waren 3 Status als terminal klassifiziert worden.

Im Kindesalter sind Status epileptici in bis zu 77% das erste epileptische Geschehen (Aicardie u. Chevrie 1970; Aicardie 1986; Simon u. Aminoff 1980).

Ätiologie

Zerebrale Erkrankungen wie Traumata, Tumore, Enzephalitiden u.a. disponieren zur Manifestation eines initial oder isoliert auftretenden GM-Status. Im Verlaufe symptomatischer Epilepsien manifestieren sich häufiger und früher als bei idiopathischen Epilepsien interkurrente GM-Status. Nur 1/3 aller GM-Status sind bei idiopathischen Epilepsien zu finden und damit 6mal seltener als bei symptomatischen Anfallsleiden (Janz 1961; Heintel 1972).

War für Gowers (1899) die Ätiologie des Status epilepticus noch unbekannt, so sah Gressmann (1918) bereits Hirnblutungen, -tumoren und -zysten als Ursachen eines GM-Status an.

Am häufigsten liegen GM-Status Hirntraumata, raumfordernde intrakranielle Prozesse oder eine idiopathische Epilepsie zugrunde. Enzephalitiden, vaskuläre Erkrankungen, perinatale Hirnschäden, Stoffwechselstörungen, Alkoholdelir und Sinusthrombose, Insolation, degenerative demyelinisierende ZNS-Erkrankungen, Intoxikationen, Hungerdystrophie, Strangulation u.a. sind ebenfalls in unterschiedlicher Häufigkeit als ursächlich benannt worden (Janz 1961; Hauser 1983; Bogdahn et al. 1987; Celesia et al. 1987).

Zusätzlich zur Ätiologie sind die Lokalisation der zerebralen Schädigung und bestimmte Provokationsfaktoren - nicht selten in Kombination - für das Auslösen eines GM-Status von großer Relevanz.

Das Verhältnis von GM-Status mit bekannter und unbekannter Ätiologie betrug in der Untersuchung von Heintel (1972) 4,2 : 1 (bek. : unbek.); ähnliche Erhebungen von Hunter (1959/60) zeigten ein Verhältnis von 2,8 : 1, bei Janz (1964) 3,5 : 1, bei Whitty u. Taylor (1949) 1 : 6,25.

Bei Kindern überwiegen idiopathische Epilepsien als Ursache für einen GM-Status (53%), während Tumore nur selten einen Status hervorrufen (Aicardie 1986; Rothner u. Morris 1987).

Hirntumore

„Benigne" Hirntumore, Astrozytome mehr als Meningeome, disponieren häufiger als maligne Hirntumore zur Manifestation eines GM-Status (Janz 1960; Müller 1965; Heintel 1972). Bei der von Janz (1960) untersuchten Patientengruppe führten fast 1/3 aller epilepsiebedingenden Astrozytome zum GM-Status, Astrozytome stellten somit die Hälfte aller statusbedingenden Tumore dar, gefolgt von Glioblastomen. Oligodendrogliome oder Meningeome (i. allg. mit umschriebener kortikaler oder frontobasaler Lokalisation), die einen GM-Status hervorriefen, wurden nicht gefunden. Die Lokalisation statusbedingender Tumore war meist frontal (80 %), wobei Astrozytome nur bei frontalem Sitz zu einem GM-Status führten (Janz 1960). Glioblastome mit frontalem Sitz wurden kontrovers als statusauslösend (van Dongen u. van Harskamp 1970; Heintel 1972) bzw. nicht dafür disponierend (Janz 1960; Christian 1962) angesehen.

72 % der Tumore, die rein auf das Stirnhirn umschrieben blieben, verursachten einen GM-Status; erfolgte eine Ausbreitung nach zentral, so war dies nur noch in 26 % der Fall.

Hirntraumata

Hirntraumata disponieren zur Auslösung eines GM-Status (Heintel 1972). Bei 23 von 215 Patienten, die an traumatischen Epilepsien litten, ereigneten sich einer oder mehrere GM-Status, hierbei disponierten offene Schädel-Hirn-Traumata 3mal häufiger als gedeckte Traumata zu GM-Status (offene Traumata 16,5 %; gedeckte Traumata 5,9 %) (Janz 1961). Status nach offenen Schädelverletzungen traten dabei fast ausschließlich bei Stirnhirnverletzungen auf, wobei 15 von 26 Patienten mit Stirnhirnschäden einen GM-Status entwickelten. Wie noch näher auszuführen sein wird, folgerte Janz aus seinen Beobachtungen, daß eine Beteiligung des frontalen Marklagers Voraussetzung für die Statusentwicklung, oft in Kombination mit Provokationsfaktoren, ist. Insgesamt scheinen jedoch offene Schädel-Hirn-Traumata nur selten einen GM-Status auszulösen (Janz 1960; Courjon 1967; Heintel 1972).

Das Intervall zwischen Hirntrauma und Statusmanifestation betrug bei den von Heintel (1972) untersuchten Patienten im Mittel 11,7 Jahre (range 1,5–27,0 Jahre); nur in 2 Fällen war es kürzer und betrug 3 Tage bzw. 4 Monate. 14 der 18 Status traten interkurrent im Rahmen einer posttraumatischen Epilepsie auf.

Vaskuläre zerebrale Erkrankungen

Im statistischen Vergleich mit einer Kontrollgruppe disponierten Hirngefäßprozesse nicht vermehrt zum GM-Status (Heintel 1972). Im statistischen Vergleich mit einer Kontrollgruppe disponierte ein frühkindlicher Hirnschaden nicht vermehrt zum Auftreten eines GM-Status (Heintel 1972).

Entzündliche ZNS-Erkrankungen

Entzündliche ZNS-Erkrankungen disponierten im Vergleich mit einer Kontrollgruppe signifikant zur Manifestation eines GM-Status (Heintel 1972). Bei 6 von Heintel untersuchten Fällen traten dabei 4mal isolierte und 2mal interkurrente GM-Status auf.

Bis zu 10% der Virusmeningoenzephalitiden beginnen mit einem GM-Status (Poeck 1966; Stefan et al. 1989).

Russell et al. (1985) berichteten über 3 Fälle von GM-Status, die durch eine Epstein-Barr-Virusenzephalitis bedingt waren.

Lokalisation der zerebralen Schädigung

Neben der Ätiologie ist auch die Lokalisation einer zerebralen Erkrankung von großer Bedeutung für das Auslösen eines GM-Status. Es überwiegen frontal lokalisierte Krankheitsprozesse oder EEG-Foci (Obregia et al. 1934; Whitty u. Taylor 1949; Whitty 1956; Heintel 1972; Janz 1983).

Die Abb. 7 zeigt die Lokalisation statusauslösender Tumore und Traumata. Die Lokalisation der Schädigung war überwiegend frontal und zentral (Heintel 1981).

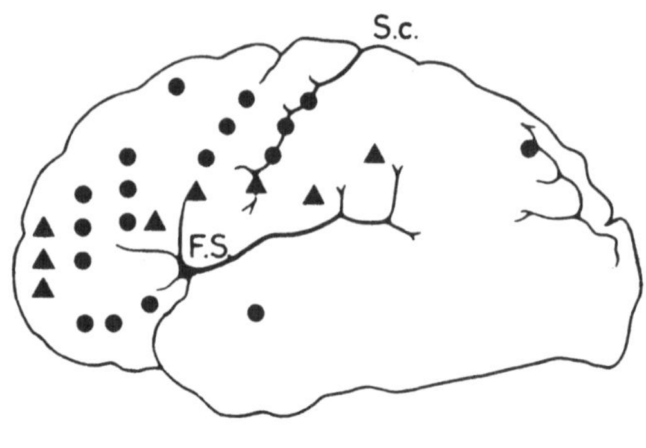

Abb. 7. Lokalisation statusbedingender Hirntumore bzw. Hirntraumata. Die überwiegend frontale Lokalisation ist offensichtlich. [Abbildung aus Heintel H (1972). Der Status epilepticus. G. Fischer Verlag, Stuttgart. Mit freundlicher Genehmigung von Autor und Verlag]

34 von 40 GM-Status, die als Folge von Hirntumoren auftraten, gingen mit einer Schädigung des Marklagers einher (Janz 1960), wobei Astrozytome überwogen (Heintel 1972).

Die Stirnhirntumore hatten dabei alle das frontale Marklager ausgedehnt zerstört, in 7 von 13 Fällen erreichte der Tumor das Vorderhorn der Seitenventrikel (Heintel 1972). Dies bestätigte die Beobachtung von Janz 1964, daß reine Konvexitätstumore des Stirnhirns (Meningeome; Oligodendrogliome) oder Tumore der vorderen Schädelgrube (Keilbeinflügel-, Olfaktoriusmeningeome, Spongioblastome), wenn sie nicht zu einer Marklagerdestruktion führen, nicht zum GM-Status disponieren.

Auch bei der Lokalisation von Hirnverletzungen mit Statusfolge führen frontale und zentrale offene Hirnverletzungen eher zum GM-Status (Heintel 1972). Im Gegensatz zu den Angaben von Janz (1960) sah Heintel (1972) auch GM-Status als Folge parietal lokalisierter Hirnverletzungen. 13 der 16 Patienten mit GM-Status, die Peters (1962) beschrieb, hatten eine offene Hirnverletzung erlitten.

Pfeiffer (1963) bestätigte anhand von Sektionsbefunden die klinischen Kenntnisse, 91 Patienten hatten einen terminalen GM-Status erlitten, in 77 Fällen war dabei das Stirnhirn der Sitz der Schädigung.

Janz (1961) nahm als pathophysiologischen Faktor der Statusgenese die Entwicklung eines Hirnödems an.

Obwohl dies initial zu bestehen scheint, führt es offensichtlich nicht - wie durch eine dadurch bedingte zerebrale Mangeldurchblutung zu erwarten - zu einer Abnahme der Anfallsfrequenz. Es ist dabei nicht notwendig, daß das Hirnödem zu klinisch faßbaren Hirndruckzeichen führt, die nur bei 3 von 19 Patienten nachweisbar waren (Janz 1961).

Zur Erklärung des pathophysiologischen Zuammenhanges zwischen Status und frontaler Markschädigung wurde auch ein interdependenter Zusammenhang mit den Leitungsbahnen der unspezifischen Projektionssysteme des Thalamus, die in Projektion auf die frontale und zentrale Hirnrinde eine stärkere Versorgung haben als zu den anderen Hirnrindenfeldern, angeführt (Heintel 1972). So konnten Sperling (1957) und Meyer et al. (1955) zeigen, daß nach fronto-kortikalen Läsionen Thalamusschäden nachzuweisen waren, evtl. als Ausdruck einer retrograden Degeneration. Die experimentelle Erfahrung, daß ein GM-Status am leichtesten beim nichtrelaxierten Tier ausgelöst werden kann, läßt außerdem an die bahnende Mitwirkung einer Erregungsrückkopplung durch afferente Impulssalven der im tonisch-klonischen Krampf aktivierten Muskelspindeln - via Rückenmark zur Formatio reticularis aufsteigend - denken.

Provokationsfaktoren

Häufig führt erst das Zusammentreffen einer Grunderkrankung mit bestimmten Provokationsfaktoren zum Auftreten eines GM-Status. Häufig sind dabei Alkohol(entzug), Wechsel oder Reduktion der antiepileptischen Therapie, Non-Compliance, Schlafentzug und Fieber.

Als pathophysiologischen gemeinsamen Faktor sah Janz (1961) die Ausbildung eines Hirnödems an.

Bereits 1885 wies Legrand du Saulle auf die Auslösung eines GM-Status durch einen Wechsel der antiepileptischen Therapie, damals Brom, hin. Weitere Mitteilungen, auch bezüglich anderer Antiepileptika, folgten (Toulouse u. Marchand 1922; Marchand u.

de Ajuriaguerra 1948; Pozuelo-Utanda et al. 1946; Pilz u. Dreyer 1969; Dreyer 1970; Merritt 1989). Hubach (1963) zufolge kommt es beim Wechsel der antiepileptischen Therapie nach langjähriger Behandlung zu epileptischen Aussteuerungsvorgängen durch Senkung des Krampferregungsniveaus im Sinne eines Reboundeffektes.

Fieberhafte Infekte können, insbesondere bei fehlender oder reduzierter antiepileptischer Therapie, zur Statusauslösung beitragen (Bridge 1949; Bamberger u. Matthes 1959; Janz 1961; Lorentz de Haas 1963; Pozdnjakov 1965). Hunter (1959/60) vertrat die Meinung, daß eine Infektion einen inneren Medikamentenentzug via vermehrter hepatischer Metabolisierung hervorrufe. Jung (1953) wies auf eine stärkere Hypoxieempfindlichkeit des Gehirns nach leichten Erkältungen und Infektionen der oberen Luftwege hin.

Neben den häufig zu beobachtenden, obengenannten Provokationsfaktoren wurden viele andere Bedingungen der Statusauslösung beschrieben, die im folgenden zusammengefaßt sind.

Auslösung eines Status durch Medikamente

Amphetamine (Alderton u. Hoddinott 1964), Thioridazin (Alderton u. Hoddinott 1964), Chlorpromazin (Lidell u. Retterstöl 1957; Schwab 1963; Poire 1967), Kortison (Stephen u. Noad 1951; Delay et al. 1965), Penicillin in sehr unterschiedlichen Applikationen (Haguenau u. Bouygues 1947; Schwob et al. 1948; Vallery-Radot et al. 1951; Chavany 1958; Berard et al. 1965; Heermann 1965; Gastaut et al. 1967; Arseni u. Tudor 1969), Amitriptylin (Scharfetter 1965), Imipramin (Michon et al. 1959), Isonikotinsäurehydrazid (Grimminger 1953; Scheibe 1953; Laskowska et al. 1958; Kubicki et al 1964; Schneider et al. 1965; Vic-Dupont et al. 1965; Terman u. Teitelbaum 1970). Entzug von Benactyzin und Meprobamat (Wilson 1963). Im Kindesalter Imipramin (Louis et al. 1970).

Auslösung eines Status durch nichtmedikamentöse Mittel

Im Kindesalter Bleivergiftung (Bridge 1949), Hexachlorcyclohexan (Dummermuth 1965), Nikotin (Pache 1970), Pyridoxin (Napoleone

Capra u. Giagheddu 1964), Chlorphenotan (Gastaut et al. 1967, Heintel 1972).

Auslösung eines Status durch allgemeine Lebensbedingungen

Heftige Erregung (Janz 1961), Insolation (Janz 1961), Fernsehen (Lorentz de Haas 1963).

Auslösung eines Status durch Erkrankungen und metabolische Entgleisungen

Herzstillstand (Simon u. Aminoff 1980), Sonnenstich (Janz 1961), Starkstromunfall (Janz 1961), Überwässerung (Janz 1961), Hyperkalzämie (Carter 1962), Hypokalzämie (Lerique-Koechlin et al. 1967, Hyponatriämie im Säuglingsalter (Vassella 1969), Hypoglykämie (Lerique-Koechlin et al. 1967; Rohmer u. Isch-Treussard 1967), Hypernatriämie bei Dehydratation im Kindesalter (Lerique-Koechlin et al. 1967; Rohmer u. Isch-Treussard 1967).

Oligophrenia phenylpyruvica (Carter 1962), Zitrullinämie (Vidailhet et al. 1971), Zitrullinurie (Visakorpi 1962), Porphyrie (Brain 1962), genetisch-metabolische Pyridoxinabhängigkeit (Marie et al. 1961).

Dekompensierte alkoholische Leberzirrhose (Boudin et al. 1964), akute Anurie (Lerique-Koechlin et al. 1967), chronische Niereninsuffizienz (Olmer et al. 1970), M. Alzheimer (Neploch 1965), Chorea Huntington (Neumayer u. Rett 1966), familiäre juvenile glio-neutrale Dystrophie (Klein u. Dichgans 1969), Heredoataxie (Radermecker et al. 1962), Tay-Sachs-Syndrom (Carter 1962), Stock-Spielmeyer-Vogt-Syndrom (Ford 1960), Lipochondrodystrophie (Carter 1962), multiple Sklerose (Siebert 1918; Bronisch u. Rauch 1948; Feldman 1957; Grudzinska 1960; Janz u. Kautz 1963; Raflowska u. Warecka 1962), Myoklonuskörperchenkrankheit (Bergener u. Gerhard 1970), Wegenersche Granulomatose (Wünscher u. Möbius 1967), postenzephalitischer, posttraumatischer, posttoxischer Hirnschaden (Heintel 1972).

Auslösung eines Status durch diagnostische/therapeutische Maßnahmen

Radiatio des Gehirns (Janz 1961); Ventrikulographie (Janz 1961), Aminophenazon Schocktherapie (Elsässer u. Peters 1951), Elektroschocktherapie (Folkson 1947; Roith 1959), Insulinschock (Kral u. Lapointe 1956), Insulintherapie (Neploch 1965), Atemstillstand nach Narkosezwischenfall (Peiffer 1963); Herzstillstand (Kaeser 1967; Lerique-Koechlin et al. 1967), Z. n. Foerster-Dandyscher Operation (Hentschel 1956).

Auslösung eines Status bei/durch eine(r) Schwangerschaft

(Sachs 1910; McClure 1955; Huhmar u. Järvinen 1961), Eklampsie (Marchand u. de Ajuriaguerra 1948), eklamptische Urämie (Bernsmeier 1963).

Symptome des Grand-mal-Status

Prodromalerscheinungen

Unspezifische und spezifische Prodromi können einem GM-Status vorausgehen. Dies beobachtete Heintel (1972) bei 39 von 105 GM-Status. 19mal waren dies unspezifische Prodomi wie Kopfschmerzen (13mal), Übelkeit, Erbrechen. 20mal gingen epileptische Einzelanfälle der Statusmanifestation voraus.

Unabhängig davon können GM-Status durch gehäuft auftretende epileptische Anfälle, die nicht GM entsprechen, eingeleitet werden. Nach einer Übersicht von Delgado-Escueta u. Treiman (1987) wiesen 70–80 % der GM-Status einen fokalen Beginn auf, meist in Form einfach-partieller motorischer Anfälle oder Versivbewegungen von Kopf oder Augen.

Gastaut et al. (1967) beobachteten bei 55 % der 112 untersuchten GM-Status einen fokalen Beginn, in 23 % in Form tonischer oder klonischer Halbseitenkrämpfe, in 20 % als Versivbewegungen und in 12 % als Jacksonian march. Dumas et al. (1964) beschrieben bei 7 von 45 GM-Status, insbesondere bei Kindern, einen fokalen Beginn.

Motorische Entäußerungen

Im Beginn eines GM-Status sind die Anfälle identisch mit Einzel-GM. Es lassen sich eine tonische und eine klonische Anfallsphase unterscheiden (Obersteiner 1873; Gastaut 1962). Nach Simon u. Aminoff (1980) zeigen im GM-Status 62 % der Anfälle fokale Zeichen, ohne daß dies in jedem Fall auf eine zu lokalisierende Hirnschädigung rückschließen läßt. In der Untersuchungsgruppe von Heintel (1972) waren bei 26 von 103 GM-Status fokale Zeichen bei den einzelnen Anfällen im Status zu registrieren.

Die Dauer der einzelnen Anfälle im GM-Status beträgt 1–3 min (Roger et al. 1974), die Dauer der anfallsfreien Intervalle 1–109 min, meist weniger als 60 min, in etwa 2/3 der Fälle weniger als 30 min (Hertz 1877; Janz 1969; Heintel 1972).

Mit zunehmender Dauer des Status kommt es zu Variationen im Verlauf der einzelnen Anfälle, die insgesamt kürzer werden, wobei die tonische Anfallsphase betont in Erscheinung tritt, während die klonische Phase nur noch abortiv zum Ausdruck kommt (Janz 1969; Roger et al. 1974; Aicardie 1986).

Vegetative und metabolische Begleiterscheinungen

Vegetative und metabolische Erscheinungen begleiten die einzelnen Anfälle im GM-Status und bestehen auch im Anfallsintervall. Es kann zu Tachykardie, Hypertension, Apnoe, Bradypnoe, Polypnoe, Mydriasis, Hypersekretion, Hyperthermie, Zyanose, Hypotension kommen (Roger et al. 1974; Aicardie 1986).

Besondere Aufmerksamkeit galt von jeher der Hyperthermie (Lorenz 1890; Janz 1969; Gressmann 1918), die bereits von Witkowski (1886) und Bourneville (1887) geschildert wurde, letzterer beschrieb einen zweigipfligen Verlauf.

Dumas et al. (1964) registrierten bei 58 GM-Status 22mal Temperaturen über 38° C, 13mal über 39° C und 6mal über 40° C. Aminoff u. Simon (1980) fanden eine Hyperthermie in 79 % von 98 GM-Status, wobei die Temperatur in 11 % 39,8° C, in 2 Fällen 41,6° C überschritt.

Heintel (1972) fand bei der Untersuchung von 85 GM-Status einen annähernd linearen Anstieg der Körpertemperatur in den ersten 18 h des Status. Zwischen der 18. und 65. Stunde des GM-Status blieb die Körpertemperatur dann annähernd konstant bei über 39° C. Eine muskuläre Entstehung des Temperaturanstiegs wurde diskutiert, zumal es möglich war durch Curare den Temperaturanstieg zu unterdrücken (Moene 1969). Störungen der zentralen Temperaturregulierung könnten aber ebenso auch eine Rolle spielen (Heintel 1972).

Selbstverständlich muß man von einer durch den Status selbst bedingten Hyperthermie erhöhte Temperaturen als Folge einer Grunderkrankung trennen. So konnten Fröscher u. Ansmann (1985) bei 5 von 6 Patienten, die im GM-Status eine Temperaturerhöhung aufwiesen, einen Infekt als primär ursächlich eruieren.

Johnson u. Jones (1985) beschrieben einen Patienten, der im Status epilepticus eine Hypothermie bis 29° C sowie metabolische Entgleisungen aufwies. Im kranialen Computertomogramm stellte sich eine Balkenagenesie dar. Nach Sistieren der Anfälle normalisierte sich die Körpertemperatur. Die Autoren verwiesen auf einen ähnlichen Fall, bei dem im vorderen Hypothalamus eine Fibrose gefunden wurde (Noel et al. 1973).

Fröscher u. Ansmann (1985) fanden bei 3 Patienten im GM-Status einen Erhöhung des Blutzuckers, in 2 Fällen eine Hypoglykämie, dabei war ein Patient Diabetiker. Noch 3–5 Tage nach Ende der GM-Status wies die Hälfte der Patienten erhöhte Blutzuckerkonzentrationen auf.

Auch die vegetativen Begleiterscheinungen sind im Verlaufe des GM-Status zunehmend geringer ausgeprägt (Roger et al. 1974).

Bewußtseinslage

Während des GM-Status erlangt der Patient sein Bewußtsein nicht und bleibt auch im Anfallsintervall bewußtseinsgetrübt (Gowers 1899; Penfield u. Jasper 1954; Roger et al. 1974; Schorsch 1960; Janz 1961; Lorentz de Haas 1963; Dreyer 1964; Karnes 1968; Matthes 1969). Das Koma scheint sich nach jedem Anfall zu vertiefen (Janz 1969).

Interiktual besteht ein Coma vigile in 22 %, ein mitteltiefes Koma in 35 % und ein sehr tiefes Koma in 43 % (Roger et al. 1974).

Heintel (1972) fand bei 97 GM-Status die Patienten 78mal soporös und 3mal komatös vor.

Untersuchungsbefunde im Grand-mal-Status

Pathologische *neurologische Untersuchungsbefunde* können während und nach einem GM-Status auftreten und Folge des Status selbst oder aber der Grunderkrankung sein.

Die Kornealreflexe können erlöschen, es kann eine diffuse Tonussteigerung der Muskulatur auftreten, der Babinski-Reflex kann auslösbar sein, bei Untersuchungen von Roger et al. (1974) war dies in 50% der Fälle möglich, in 2/3 davon unilateral. Bei dieser Untersuchungsgruppe entwickelten 25% der Patienten eine meist reversible Hemiparese.

Heintel (1972) beobachtete bei 6 von 105 GM-Status schlaffe oder spastische Hemiparesen, die in 5 Fällen reversibel waren, 1 Patient verstarb. Allen diesen Fällen lag eine symptomatische Epilepsie zugrunde. Pathophysiologisch wurde die Entwicklung eines Hirnödems diskutiert. Heintel (1972) verwies ferner auf den von Peiffer (1972) geprägten Begriff der „Aufpfropfschäden", d.h. daß durch iktogene Ischämie sich in bereits vorgeschädigten Hirnarealen Funktionsstörungen ergeben. Als Ursache der Reversibilität der Störungen wurde eine Rückbildung der ischämischen Nervenzellveränderungen, ein Abklingen des Hirnödems, eine Regeneration der Neurotransmitter oder/und eine Funktionsübernahme durch intakte Nervenzellen angeführt (Heintel 1972).

Bei Kindern im GM-Status konnten Aicardie u. Chevrie (1970) den Babinski-Reflex uni- oder bilateral auslösen. Neurologische Verschlechterungen fanden sie in 88 von 239 Fällen. 47mal waren die Verschlechterungen während des Status selbst aufgefallen, so etwa eine Diplegie, extrapyramidale Symptome, Kleinhirnsyndrome. Alle 28 Hemiparesen manifestierten sich während des Status. Bei Veränderungen des neurologischen Befundes während länger andauernden Status muß natürlich auch an eine Progredienz des Grundleidens gedacht werden.

Unauffällige *Liquorbefunde* im GM-Status wurden mehrfach beschrieben (Demme 1935; Christiani 1937; Geller 1940; Gastaut et al.

1967), ebenso aber auch ein erhöhter Liquordruck (Pichenot u. Castin 1907; Toulouse u. Marchand 1922), isolierte Pleozytosen im Erwachsenen- und Kindesalter (Voisin u. Voisin 1910; Gaupp jr. 1938; Scheid 1938; Aicardie et al. 1969; Schmidley u. Simon 1981; Simon u. Aminoff 1980), Azetonanstiege (Prior u. Edwards 1926), ein Absinken der Liquorglukosekonzentration auf Null (Lopes 1921, 1922), oder aber ein Glukoseanstieg (Binyon u. Fox 1930). Teilweise waren mehrere Parameter gleichzeitig verändert (Pappenheim 1917; Christiani 1937; Roeder u. Rehm 1942; Meyer 1949; Schmidt 1968).

Heintel u. Künkel (1972) untersuchten den Liquor bei 49 GM-Status, 17mal im Anfallsintervall, 32mal innerhalb von 48 h nach Ende des Status. Bei pathologischen Liquorbefunden lag dem GM-Status in 72% eine symptomatische Genese zugrunde.

Fröscher u. Ansmann (1985) untersuchten den Liquor bei 5 Patienten am ersten Tag des GM-Status und konnten in 3 Fällen wegen einer Enzephalitis oder Meningitis eine Zellzahlerhöhung feststellen. Am Tag nach der Beendigung des Status und 3–5 Tage später wurde bei 2 Patienten eine Zellzahlerhöung auf 3000/3 Zellen gefunden, ohne daß eine entzündliche Erkrankung vorlag.

Das *iktuale Elektroenzephalogramm* (EEG) entspricht im GM-Status den Befunden bei Einzel-GM-Anfällen (Gastaut u. Tassinari 1975). Es zeigt iktual eine initiale Kurvendepression, die von einer Desynchronisation der Grundaktivität gefolgt ist. Nach Roger et al. (1974) kommt es in 43% zu einem bilateral symmetrischen, in 47% zu einem unilateralen Anfallsbeginn im EEG. Während der tonischen Phase treten negativ gerichtete, um 10/s-Wellen auf, die z.T. eine Amplitudenzuwachs zeigen und nach Erreichen des Maximums eine fluktuierende Spannung aufweisen. Die klonische Phase geht mit 2,5/s-Wellen einher. Die nach Einzel-GM-Anfällen üblicherweise auftretende EEG-Stille findet sich im GM-Status nur in 43% (Roger et al. 1974).

Die Abb. 8a–c zeigt das iktuale EEG eines sekundär generalisierten GM. In den Tiefenelektroden (FO2; Im Subarachnoidalraum neben dem rechten Hippocampus plaziert) zeigen sich initial Spikes in Phasenumkehr, die in rhythmische Theta-Aktivität übergehen. Erst etwa 10 s später erscheinen in den Oberflächenelektroden Theta-Wellen, die generalisieren. Klinisch bestand zu diesem Zeit-

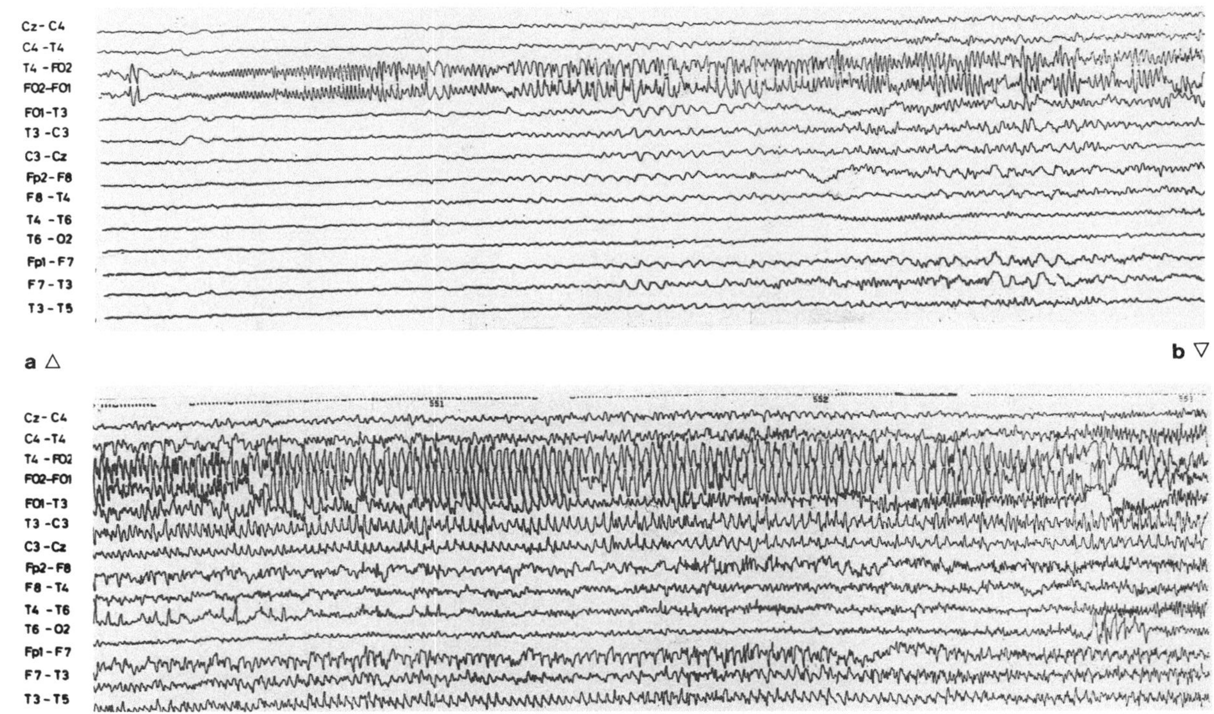
Cz-C4
C4-T4
T4-FO2
FO2-FO1
FO1-T3
T3-C3
C3-Cz
Fp2-F8
F8-T4
T4-T6
T6-O2
Fp1-F7
F7-T3
T3-T5
a △
b ▽
551
552
553
Cz-C4
C4-T4
T4-FO2
FO2-FO1
FO1-T3
T3-C3
C3-Cz
Fp2-F8
F8-T4
T4-T6
T6-O2
Fp1-F7
F7-T3
T3-T5

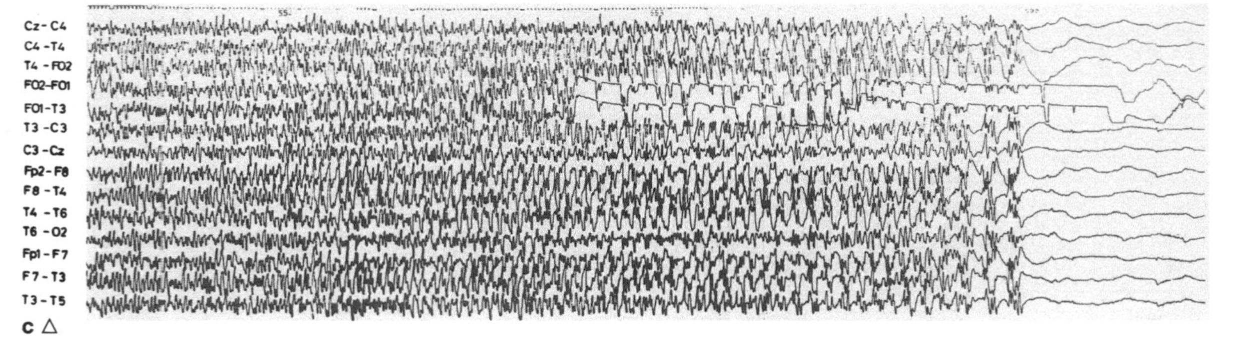

Abb. 8a–c. Iktuales EEG eines isolierten sekundär generalisierten Grand-mal-Anfalls. Anfallsbeginn temporo-mesial rechts (FO2) in Form von Spike-Aktivität. In den Oberflächenelektroden schließlich generalisierte Theta-Wellen (*a*) Zunehmende Ausbreitung und Rhythmisierung der Theta-Aktivität mit Schwerpunkt temporo-mesial rechts (*b*). Im weiteren Verlauf zunächst generalisierte Spikes, dann rhythmische, sich verlangsamende Spike-wave-Aktivität, die in eine elektrische Stille mündet. (*c*)

punkt eine Bewußtseinsstörung mit Nesteln und oralen Automatismen (komplex-partieller Anfall). Bei Übergang des Anfalls in einen sekundär generalisierten GM traten zunächst, der tonischen Körperanspannung parallel, generalisierte Spikes im EEG auf. Während der folgenden rhythmischen Kloni gingen diese in immer langsamer werdende Spike-wave-Komplexe über, die abrupt in eine elektrische Stille mündeten. Klinisch bestand dabei zuletzt eine motorische Unruhe, gefolgt von Terminalschlaf.

Interiktual läßt sich im *EEG* meist kein Fokus nachweisen, selbst wenn dieser vorher regelmäßig vorlag (Roger et al. 1974). Nach einer Untersuchung des Erlanger Krankengutes war bei 63 GM-Status 24mal ein EEG-Fokus lokalisierbar, 16mal rechtshemisphärisch, 7mal linkshemisphärisch und einmal beidseits (Druschky 1988, pers. Mitteilung).

Die Grundaktivität im EEG ist in 35 % normal, zeigt jedoch eine vermehrte Theta-Wellen-Einlagerung. In den restlichen 65 % ist sie verlangsamt, es zeigen sich bilateral synchrone Delta-Wellen mit mangelnder Reaktion auf Stimuli oder bilateral synchrone Theta-Delta-Wellen mit periodischen, durch Stimuli verursachten „bursts" oder bilateral synchrone Theta-Delta-Wellen mit Einlagerung von Spike-wave-Komplexen (Roger et al. 1974).

Neben dem EEG kommt neueren *bildgebenden Verfahren* bei der Diagnostik des GM-Status und nicht nur seiner Ätiologie eine Bedeutung zu. So konnten Ketz u. Meier (1979) bei einem GM-Status ein generalisiertes Hirnödem im Computertomogramm nachweisen, das nach Abklingen des Status nicht mehr bestand.

Dauer und Beendigung des Grand-mal-Status

Ein einzelner Anfall im Status dauert durchschnittlich 1,5 min (Roger et al. 1974), es treten etwa 4–5 Anfälle pro Stunde auf (Gastaut 1983). Vereinzelt wurde die Anzahl der Anfälle im Status festgehalten, so traten 1646 Anfälle in 3 Tagen und 2074 Anfälle in 8 Tagen (Legraud de Saulle 1885), 1649 Anfälle in 4,5 Tagen (Smith 1912), 346 Anfälle in 24 h (Toulouse u. Marchand 1922), mehr als 100 Anfälle pro Status im Kindesalter (Bamberger u. Matthes 1959), 300 Anfälle in 8 Tagen (Janz 1969) auf. In der Untersuchung von Heintel (1972) traten zwischen 3 und 221 Anfälle pro Status auf, 29 von 44 GM-Status zeigten weniger als 11 Anfälle, 38 von 44 GM-Status weniger als 21 Anfälle. Bei einer Aufstellung von Fröscher u. Ansmann (1985) traten bei 10 GM-Status zwischen 3 und 79 Einzelanfälle (Median 8) auf. Diese GM-Status wurden natürlich behandelt, so daß diese Angaben nicht dem „natürlichen" Verlauf eines GM-Status entsprechen.

Die Dauer des GM-Status beträgt bis zu 84 h, im Mittel 2 Tage (Gastaut 1983), doch wurden auch Status über 10 Tage beobachtet (Bourneville 1887; Fere 1896; Bertrand u. Harriman 1953; Lennox 1960; Fröscher u. Ansmann 1985). Maxima bei der Statusdauer von 1–1,5 h, 2–2,5 h und mehr als 5 h wurden beschrieben (Dumas et al. 1964; Pilke et al. 1984). Heintel (1972) fand bei 64 von 104 GM-Status eine Dauer von weniger als 6 h, 79 Status dauerten 12 h und kürzer, 16 GM-Status zwischen 25 und 70 h. Einen Unterschied zwischen Status bekannter und unbekannter Ätiologie bezüglich der Dauer von mehr oder weniger als 6 h konnte Heintel (1972) statistisch nicht nachweisen.

Angaben zum Spontanverlauf des GM-Status (d.h. unbehandelt) sind spärlich. Gibbs u. Stamps (1958) vertraten die Ansicht ein GM-Status sistiere in den meisten Fällen spontan, wei dies auch Dorner (1912) für leichte und mittelschwere Status angenommen hatte. Heintel (1972) wußte nur einen spontan sistierenden GM-Status zu nennen und Fröscher u. Ansmann (1985) nahmen an, daß ein GM-Status unbehandelt nur ausnahmsweise zum Stillstand komme.

Das Ende eines GM-Status besteht meist in einem langsamen Ausklingen der Anfallsfrequenz, seltener kommt es zu einem Wechsel zu anderen Anfallstypen, hauptsächlich tonischen, fokalen oder hemiklonischen Anfällen (31 %), nur vereinzelt sistiert ein GM-Status plötzlich (Fanconi u. Isler 1967; Roger et al. 1974). Das Koma hält danach in der Regel noch bis zu 24 h an (Janz 1969; Roger et al. 1974; Rothner u. Morris 1987).

Komplikationen im Verlauf eines Grand-mal-Status

Meist kasuistisch wurden Komplikationen mitgeteilt, so kam es zu Herzinfarkt (Sechi 1985), intrazerebraler Blutung (Noel 1977), Myoglobinurie und Nierenversagen (Singhal 1978).

Verlauf nach einem Grand-mal-Status

Nach Beendigung eines GM-Status können neurologische und psychische Defizite zutage treten, teils als Folge des Status selbst, teils als Folge der Grunderkrankung (Meyer u. Portnoy 1959; Aicardie u. Chevrie 1983). Dies gilt auch für Kinder. So verzeichneten Aicardie u. Chevrie (1970) mentale Defizite bei 114 von 239 Kindern; Fujiwara et al. (1979) fanden bei 40 von 79 Kindern mentale und/ oder neurologische Ausfälle, dabei in 25 Fällen eine Hemiparese. Diese Ausfälle traten insbesondere bei der Dauer des Status von mehr als 1 h auf.

Die Inzidenz neurologischer Verschlechterungen ist abhängig von der Ätiologie des Status, wobei Status symptomatischer Genese überwiegen (Aicardie u. Chevrie 1983). Andere Risikofaktoren sind junges Alter des Patienten, lange Dauer des Status, evtl. weibliches Geschlecht (Chevrie u. Aicardie 1978). So traten Folgeschäden eines GM-Status bei Kindern unter dem 3. Lebensjahr in 35 %, bei Kindern über dem 3. Lebensjahr aber nur in 9 % auf (Aicardie 1986). Es überwogen dabei Kinder mit symptomatischen Epilepsien (40 %) gegenüber Kindern mit idiopathischen Epilepsien (27 %) (Chevrie u. Aicardie 1978). Pathogenetisch wird diskutiert, daß langanhaltende GM-Anfälle Hirnläsionen verursachen (Aicardie u. Baraton 1971; Chapman et al. 1977; Blennow et al. 1978; Menini et al. 1980; Ben-Ari et al. 1981; Aicardie u. Chevrie 1983;), so als Folge einer Hypoxie oder vasomotorischer Funktionsstörungen, schließlich ist auch eine Schädigung durch die epileptische Aktivität selbst möglich (Aicardie u. Chevrie 1983). Das Alter der Patienten spielt eine nicht unbedeutende Rolle. So fanden Corsellis u. Bruton (1983) nur bei 1 von 12 durch einen GM-Status verstorbenen Erwachsenen pathologisch-anatomische Hirnschäden, während dies bei allen 6 Kindern der Fall war, die im Alter unter 3 Jahren an einem Status verstarben.

Prognose und Mortalität

Die Prognose des GM-Status ist ernst, wenn auch die Mortalitätsrate in den letzten Jahrzehnten rückläufig war. Sie wurde in der ersten Hälfte des 20. Jahrhunderts mit 33–50 % angegeben (Binswanger 1899), Rowan u. Scott (1970) bezifferten sie mit 21%, Rothner u. Morris (1987) mit 4–25%. Druschky et al. (1987) konnten auf eine Mortalitätsrate von 7,6% verweisen. Bei einem Kollektiv von 342 Patienten, die älter als 60 Jahre alt waren und einen Status epilepticus erlitten, lag die Mortalität bei 35%. Wahrscheinlich war diese hohe Inzidenz Folge einer überwiegend symptomatischen Genese der Status (Sung u. Chu 1989).

Todesfälle im GM-Status hatten bereits Calmeil (1824) und Browne (1973) beobachtet, wobei letzterer eine Asphyxie ursächlich verantwortlich machte.

Viele Patienten versterben erst in den Stunden oder Tagen nach Beendigung des GM-Status. Von den 21 im Rahmen des GM-Status verstorbenen Patienten Heintels (1972) war nur 1 Patient während des Status selbst verstorben, hingegen 20 Patienten im postkonvulsiven Koma. Bei dieser Untersuchung waren 17 der letal endenden Status symptomatischer Genese, nur 4 idiopathischen Status zuzuordnen. Eine bestimmte Alterdisposition der verstorbenen Patienten konnte Heintel (1972) nicht erkennen, während Kroh (1963) letal endende GM-Status hauptsächlich bei jüngeren Patienten sah. Als Todesursachen wurden Bronchopneumonie, zentrales Regulationsversagen, Lungenödem, Aspiration, Herzversagen, Hirndruck, Lungenembolie genannt (Alt 1905; Steinsieck 1950; Bamberger u. Matthes 1959; Janz 1969; Heintel 1972; Iivanainen u. Lehtinen 1979). Als Begleitbefund der pathologisch-anatomischen Sektion fand Heintel (1972) bei 10 von 13 Fällen ein Hirnödem.

Die Prognose ist abhängig vom Intervall zwischen Statusbeginn und Einsetzen der Therapie (Roger et al. 1974). Bei verstorbenen Patienten lag dieses Intervall deutlich über demjenigen bei überlebenden Patienten (4–15 h : 1,5 h) (Whitty u. Taylor 1949; Rowan u. Scott 1970); Lorenz (1890) hatte einen solchen Zusammenhang bestritten. Heintel (1972) konnte jedoch statistisch verifizieren, daß die Letalität bei längerer Statusdauer zunimmt, wenn man Status, die länger bzw. kürzer als 6 h anhielten, miteinander vergleicht.

Ketz u. Meier (1979) machten die Ausprägung des Hirnödems für die Statusprognose verantwortlich.

In ihrem Verlauf können somit *unkomplizierte, komplizierte* und *maligne* Verlaufsformen der GM-Status unterschieden werden. Während unkomplizierte Status innerhalb der ersten beiden Stun-

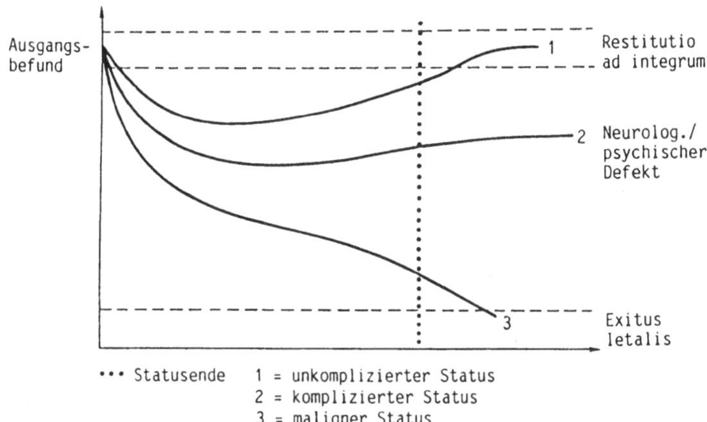

Abb. 9. Der Verlauf eines Grand-mal-Status wird durch die Dauer, die Ätiologie und den Beginn der Therapie bestimmt. Neben einer Restitutio ad integrum sind Defektheilungen und letale Verläufe möglich

den, nach Gabe von Benzodiazepinen und/oder Phenytoin sistieren, bedarf es zur Behandlung komplizierter Status zusätzlich eines Medikamentes der weiteren Wahl und sie können neurologische und/oder psychische Defektzustände zur Folge haben. Maligne Status verlaufen meist letal.

Dies ist in Abb. 9 schematisch dargestellt. Je länger die Dauer eines GM-Status und je größer das Intervall zwischen Status- bzw. Therapiebeginn und Anfallskontrolle, um so größer ist die Gefahr, daß sich ein komplizierter oder gar maligner Status entwickelt.

Rezidive

Die Rezidivquote von GM-Status wurde von Roger et al. (1974) mit 5 %, von van Heycop ten Ham et al. (1967) mit 75 % bei chronischen Epilepsien angegeben.

Therapie des Grand-mal-Status

Zur Therapie des Grand-mal-Status wurden alle parenteral applizierbaren Antiepileptika eingesetzt, doch sind die Benzodiazepine und das Phenytoin als Pharmaka der ersten Wahl anzusehen. In verschiedenen Therapiestudien wurde der GM-Status durch Clonazepam in 88 %, durch Diazepam in 79 % und durch Phenytoin in 78 % unterbrochen (Schmidt 1981).

Phenobarbital, Pentobarbital, Paraldehyd, Lidocain und Clomethiazol bleiben Medikamente der Reserve und sind nach den Möglichkeiten der Behandlung in einer Klinik, dem Befinden des Patienten (Risikofaktoren oder Kontraindikationen) sowie der persönlichen Erfahrung zu wählen. Allein das Clomethiazol gewinnt eine vorrangige Bedeutung, falls der Status durch ein Alkoholdelir oder einen Alkoholentzug ausgelöst wurde.

Literatur

Aicardie J (1986) Epilepsy in children. Status epilepticus. Int Rev Child Neurol 240–259

Aicardie J, Baraton J (1971) A pneumencephalographic demonstration of brain atrophy following status epilepticus. Dev Med Child Neurol 13:660–667

Aicardie J, Chevrie JJ (1970) Convulsive status epilepticus in infants and children: A study of 239 cases. Epilepsia 11:187–197

Aicardie J, Chevrei JJ (1983) Consequences of status epilepticus in infants and children, In: Delgado-Escueta AV, Wasterlain CG, Treiman DM, Porter RJ (eds) Advances in neurology, Vol 34: Status epilepticus. Raven Press, New York, pp 115–125

Aicardie J, Amsili J, Chevrie JJ (1969) Acute hemiplegia in infancy and childhood. Dev Med Child Neurol 11:162–173

Alderton HR, Hoddinot BA (1964) A controlled study of the use of thioridazine in the treatment of hyperactive and aggressive children in a children's psychiatric hospital. Can Psychiat Ass J 9:239–247

Alt K (1905) Die Bekämpfung des Status epilepticus. MMW 52:585–590

Aminoff MJ, Simon RP (1980) Status epilepticus. Causes, clinical features and consequences in 98 patients. Am J Med 69:657–666

Arseni C, Tudor I (1969) Epilepsia penicilinica la om. Neurologia (Buc) 14:295–301

Bamberger P, Matthes A (1959) Anfälle im Kindesalter. Karger, Basel

Ben-Ari Y, Tremblay E, Riche D, Ghilini G, Naquet R (1981) Electrographic, clinical and pathological alterations following systemic administration of kanaic acid, bicuculline or pentetrazol: Metabolic mapping using the deoxyglucose-method with special reference to the pathology of epilepsy. Neuroscience 6:1361-1391

Berard F, Lissac J, Morand R, Narcy P (1965) Etat de mal epileptique au cours d'une trepanation du sinus frontal. Ann Otolaryngol (Paris) 82:876-879

Bergener M, Gerhard L (1970) Myoklonuskörperkrankheit und progressive Myoklonusepilepsie. Nervenarzt 41:166-173

Bernsmeier A (1963) Differentialdiagnose der Zirkulationsstörungen des Gehirns, der Meningen und des Rückenmarks. In: Bodechtel G (Hrsg) Differentialdiagnose neurologischer Krankheitsbilder. Thieme, Stuttgart, S 165-332

Bertrand I, Harriman DGF (1953) Etude anatomique de quatre cas d'etat de mal epileptique. Rev Neurol 88:249-264

Binswanger O (1899) Die Epilepsie. In: Nothnagel H (Hrsg). Specielle Pathologie und Therapie, Bd 12, Wien, S 1-502

Binyon OR, Fox JT (1930) The urea content of the cerebrospinal fluid in status epilepticus, a note on four cases. Lancet II:1233

Blennow G, Brierley JB, Meldrum BS, Siesjö BK (1978) Epileptic brain damage. The role of systemic factors that modify cerebral energy metabolism. Brain 101:687-700

Bogdahn U, Mulfinger L, Hassel W, Gunreben G, Ratzka M, Mertens HG (1987) Status epilepticus bei zerebraler Sinusthrombose (Abstract). Aktuell Neurol 14:2

Boudin G, Lauras A, Vaillant C (1964) Etat de mal epileptique revelateur d'une meningite charbonneuse, etude anatomo-clinique. Bull Soc Med Hop Paris 115:183-187

Bourneville DM (1887) De la temperature dans l'état de mal epileptique. Progr Med (Paris) 6:157-161

Brain WR (1962) Diseases of the nervous system. London

Bridge EM (1949). Epilepsy and convulsive disorders in children. New York

Bronisch FW, Rauch H-J (1948) Zur Pathogenese der epileptischen Anfälle bei Multipler Sklerose, Dtsch. Z Nervenheilk 158:322-343

Browne JC (1873) Notes on epilepsy and its pathological consequences. J Ment Sci 19:19-46

Calmeil LF (1824) De l'epilepsie, etudiee sous le rapport de son siege et de son influence sur la production de l'alienation mentale. Med. Diss., Paris

Carter CH (1962) Status epilepticus treated by intravenous urea. Epilepsia (Amst) 3:198-200

Cavaness WF, Liss HR (1961) Incidence of posttraumatic epilepsy. Epilepsia (Amst) 2:123-129

Celesia GC, Messert B, Murphy MJ (1987) Status epilepticus of late adult onset. Neurology 22:1047-1055

Chapman AG, Meldrum BS, Siesjö BK (1977) Cerebral metabolic changes during prolonged epileptic seizures in rats. J Neurochem 28:1025-1035
Chavany JA (1958) Epilepsie, etude clinique, diagnostique, physiopathogenique et therapeutique. Progr Med (Paris) 82:432-437
Chavany J–A, Lobel G, Hagenmuller D (1954) L'état de mal epileptique, etude clinique et therapeutique. Progr Med (Paris) 82:432-437
Chevrie JJ, Aicardie J (1978) Convulsive disorderes in the first year of life: Neurologic and mental outcome and mortality. Epilepsia 19:67-74
Christian W (1962) Elektroencephalographische Begleiterscheinungen der frontalen Akinese. Dtsch Z Nervenheilk 184:190-212
Christiani E (1937) Über Liquorbefunde bei Epilepsie ohne nachweisbare Ursache und bei sicher erblicher Epilepsie. Dtsch Z Nervenheilk 143:306-312
Corsellis JAN, Bruton CJ (1983) Neuropathology of status epilepticus in humans. In: Delgado-Escueta AV, Wasterlain CG, Treiman DM, Porter RJ (eds) Advances in Neurology, Vol 34: Status epilepticus. Raven Press, New York, pp 129-140
Courjon J (1967) Das EEG beim frischen Schädeltrauma. In: Zülch KJ, Fischgold H, Scherzer E (Hrsg) Elektroenzephalographie und Tumor, Elektroenzephalographie und Trauma in ihrer akuten Phase. Beitr Neurochir 14:108-122
Delay J, Brion S, Lemperiere T, Lechevallier B (1965) Cas anatomo-clinique de syndrome de Korsakoff post-comital apres corticotherapie pour asthme subintrant. Rev Neurol 113:583-594
Delgado-Escueta AV, Treiman DM (1987) Focal status epilepticus: modern concepts. In: Lüders H, Lesser RP (eds) Epilepsy: electroclinical syndromes. Springer, Berlin Heidelberg New York Tokyo, pp 347-380
Demme H (1935) Die Liquordiagnostik in Klinik und Praxis. München
Dongen HR van, Harskamp F van (170) Status epilepticus en tumor cerebri. Ned T Geneesk 114:1110
Dorner K (1912) Über den Status epilepticus und seine Bekämpfung mit hohen Dosen von Atropinum sulf. Allg Z Psychiat 69:69-88
Dreyer R (1964) Der große Krampfanfall, Status epilepticus, Jackson Epilepsie. In: Schulte W (Hrsg) Epilepsie und ihre Randgebiete in Klinik und Praxis. München, S 11-31
Dreyer R (1970) Die Pharmakotherapie der Epilepsien. Documenta Geigy Acta Clinica 12
Druschky K-F, Neundörfer B, Viehmann R, Lehner V, Kilian K-D, Treig T, Erbguth F (1987) Zur Prognose des Status epilepticus, Aktuel Neurol 14:2
Dumas, M, Bert J, Martino P, Collomb H (1964) Etats de mal epileptiques en milieu africain (a propos de 60 cas). Bull Soc Med Afr Noire Langue Franc 9:315-324
Dummermuth G (1965) Elektroencophalographie im Kindesalter. Thieme, Stuttgart

Elsässer G, Peters G (1951) Status epilepticus und Hirnödem bei Aneuxolschockbehandlung. Nervenarzt 22:210-212

Fanconi G, Isler W (1967) Die organischen Erkrankungen des Nervensystems. In: Fanconi G, Wallgren A (Hrsg) Lehrbuch der Pädiatrie. Karger, Basel, S 847-945

Feldmann S (1957) Convulsions in multiple sclerosis. J Nerv Ment Dis 125:213-220

Fere C (1896) Die Epilepsie. Leipzig

Folkson A (1947) Status epilepticus after electric convulsion therapy. Br Med J 2:335

Ford FR (1960) Diseases of the nervous system in infancy, childhood and adolescence. Thomas, Springfield, Ill.

Fröscher W, Ansmann EB (1985) Grand mal-Status und Grand mal-Serien - Ursachen, Therapie und Verlauf. Anästh Intensiv Ther Notfallmed 20:12-18

Fujiwara T, Ishida S, Miyakoshi M et al. (1979) Status epilepticus in childhood. A retrospective study of initial status and subsequent epilepsies. Folia Psychiat Neurol Jpn 33:337-344

Gastaut (1962) Xe Colloque de Marseille Ier - 4 octobre. Les etats de mal generalises tonico-cloniques (Etats de grand mal). Marseille

Gastaut H (1983) Etats de grand mal. In: Gastaut H, Roger J, Lob H (eds) Les etats de mal epileptiques. Electroencephalogr Neurophysiol Clin 3, 11-43

Gastaut H, Kugler J (1976) Wörterbuch der Epilepsie. Hippokrates, Stuttgart

Gastaut H, Tassinari CA (1975) Status epilepticus. In: Remond A (ed) Handbook of electroencephalography and clinical neurophysiology, Vol 13, Part A. Elsevier, Amsterdam, pp 39-45

Gastaut H, Poire R, Roger J, Lob H (1967) Les etats de mal generalises tonico-cloniques (Etats de grand mal). In: Gastaut H, Roger J, Lob H (eds) Les etats de mal epileptiques. Paris, pp 11-43

Gaupp R jr (1938) Über den Liquor bei der genuinen Epilepsie. Nervenarzt 1:297-300

Geller W (1940) Der Liquor bei der erblichen Fallsucht. Z Ges Neurol Psychiat 168:214-238

Gibbs FA, Stamps FW (1958) Epilepsy handbook. Oxford

Gowers WR (1899) Epilepsy. In: Allbutt TCA (ed) A system of medicine, Vol 7. London, pp 758-797

Gressmann K (1918) Über den Status epilepticus. Arch Psychiat Nervenkr 59:37-73

Grimminger A (1953) Toxische Wirkungen des Isonicotinsäurehydrazids (Suicid mit Neoteben). Beitr Klin Tuberk 110:387-393

Grudzinska B (1960) Epileptische Anfälle im Verlauf von disseminierter Sklerose. Przegl Lek 16:247-251

Haguenau J, Bouygues P (1947) Meningite a enterocoques guerie par la penicilline. Bull Soc Med Hop Paris 63:186-189

Hauser WA (1983) Status epilepticus: Frequency, etiology and neurological sequelae. In: Delgado-Escueta AV, Wasterlain DG, Treiman DM, Porter RJ (eds) Advances in Neurology, Vol. 34: Status epilepticus. Raven Press, New York, pp 3–14
Heermann H (1965) Der Status epilepticus nach örtlicher Penicillinanwendung im Ohr bei freiliegender Dura. HNO 13:349
Heintel H (1972) Der Status epilepticus. F. Fischer, Stuttgart
Heintel H (1981) Epileptische Staten. In: Hopf HC, Poeck K, Schliack H (Hrsg) Neurologie in Praxis und Klinik. Thieme, Stuttgart, S 6.44–6.51
Heintel H, Künkel H (1972) Der Liquor cerebrospinalis beim Status epilepticus. Z Neurol 201:261–268
Hentschel M (1956) Avertin bei Status epilepticus, aufgetreten bei Operation am Halsmark. Zbl Neurochir 16:324–330
Hertz F (1877) Über den Status epilepticus. Med. Diss., Straßburg
Heycop ten Ham MW van, Kuijer A, Lorentz de Haas AM (1967) Recherches sur la genese de l'etat de mal. In: Gastaut H, Roger J, Lob H (eds) Les etats de mal epileptiques. Electroencephalogr Neurophysiol Clin 3, 185–193
Hubach H (1963) Veränderungen der Krampferregbarkeit unter Einwirkung von Medikamenten und während der Entziehung. Fortschr Neurol Psychiat 31:177-201
Huhmar E, Järvinen PA (1961) Relation of epileptic symptoms to pregnancy, delivery and puerperium. Ann Chir Gynaecol Fenn 50:49–64
Hunter RH (1959/60) Status epilepticus, history, incidence and problems. Epilepsia (Amst) 1:162-188
Iivanainen M, Lehtinen J (1979) Cases of death in institutionalized epileptics. Epilepsia 20:485-492
Janz D (1960) Status epilepticus und Stirnhirn. Dtsch Z Nervenheilk 180:562–594
Janz D (1961) Conditions and causes of status epilepticus. Epilepsia 2:170–177
Janz D (1964) Status epilepticus and frontal lobe lesions. J Neurol Sci 1:446-457
Janz D (1969) Die Epilepsien. Thieme, Stuttgart
Janz D (1983) Etiology of convulsive status epilepticus. In: Delgado-Escueta AV, Wasterlain CG, Treiman DM, Porter RJ (eds) Advances in neurology, Vol 34. Raven Press, New York, pp 47–54
Janz D, Kautz G (1963) Ätiologie und Therapie des Status epilepticus. Dtsch Med Wochenschr 88:2189–2194
Johnson MH, Jones SN (1985) Status epilepticus, hypothermia and metabolic chaos in a man with agenesis of the corpus callosum. J Neurol Neurosurg Psychiatry 48:480–483
Jung R (1953) Hirnelektrische Befunde bei Kreislaufstörungen und Hypoxieschäden des Gehirns. In: Thauer R (Hrsg) Verhandlungen der Deutschen Gesellschaft für Kreislaufforschung. Darmstadt.
Kaeser HE (1967) Der Status epilepticus. Praxis 56:750

Karnes WE (1968) Medical treatment for convulsive disorders. Med Clin N Am 52:959-975

Ketz E, Meier HR (1979) Verlauf- und prognosebestimmende Faktoren beim Grand-mal-Status. Aktuel Neurol 6:233-239

Klein H, Dichgans J (1969) Familiäre juvenile glio-neurale Dystrophie, akut beginnende progressive Encephalopathie mit rechtsseitigen occipito-parietalen Herdsymptomen und Status epilepticus. Arch Psychiat Nervenkr 212:400-422

Kral V, Lapointe JL (1956) Severs status epilepticus during prolonged insulin coma. Can Med Assoc J 75:926-929

Kroh W (1963) Causes of death among epileptics. Epilepsia (Amst) 4:315-321

Kubicki S, Ibe K, Götze W (1964) EEG-Veränderungen bei einer INH-bedingten Psychose und nach einem Suizidversuch mit Nicoteben. Arch Toxikol 20:197-209

Laskowska D, Wierzbicka I, Wawrzynkiewicz T (1958) Status epilepticus bei akuter Isonikotinsäurehydrazid-Vergiftung (INH) mit Beschreibung von 3 Fällen. Neurol Neurochir Psychiat Pol 8:41-46

Legrand de Saulle H (1885) De l'etat mal epileptique, importance de constations thermometriques. Gaz Hop (Paris) 58:617

Lennox WG (1960) Epilepsy and related disorders. Boston

Lerique-Koechlin A, Mises J, Lossky I, Daveau H, de Grammont G (1967) Etiologie de l'etat de mal chez l'enfant. In: Gastaut H, Roger J, Lob J (eds) Les etats de mals epileptiques. Paris, pp 239-247

Lidell DW, Retterstöl NA (1957) The occurence of epileptic fits in leucotomized patients receiving chlorpromazine therapy. J Neurol Neurosurg Psychiat 20:105-107

Lopes J (1921) Os corpos reductores do liquido cephalo-racheano. Arch Rio-Grand Med 2:129-139

Lopes J (1922) Os corpos reductores do liquido cephalo-racheano. Arch Rio-Grand Med 3:12-15

Lorenz F (1890) Über den Status epilepticus, Med. Diss., Kiel

Lorentz de Haas AM (1963) Zur klinischen Symptomatologie der Epilepsie. Psychiat Neurol Neurochir (Amst) 66:184-22

Louis C, Olbing H, Bohlmann H-G, Philippou A, Heimsoth V (1970) Zur Behandlung der Imipramin-Vergiftung beim Kind. Dtsch Med Wochenschr 95:2078-2082

Marchand L, de Ajuraiaguerra J (1948) Epilepsies, leurs formes cliniques, leurs traitements. Paris

Marie J, Hennequet A, Lyon G, Dbris P, Le Balle J-C (1961) La pyridoxino-dependance, maladie metabolique s'exprimant par des crises convulsives pyridoxino-sensibles. Rev Neurol 105:406-419

Matthes A (1969) Epilepsie-Fibel. Thieme, Stuttgart

Matthes A (1984) Epilepsien, Thieme, Stuttgart

McClure JH (1955) Idiopathic epilepsy in pregnancy. Am J Obstet Gynecol 70:296-301

Meier HR, Ketz E (1976) Zur Ätiologie und Klinik des Status epilepticus. Schweiz Arch Neurol Neurochir Psychiat 119:3–17
Menini C, Meldrum BS, Riche D, Silva-Comte C, Stutzmann JF (1980) Sustained limbic seizures induced by intraamygdaloid kanic acid in the baboon: symptomatology and neuropathological consequences. Ann Neurol 8:501–509
Merrit H (1989) The use of antiepileptic drugs. Bull N Y Acad Med 25:5–15
Meyer A, Beck E, Shephed M (1955) Unusually severe lesions in the brain following status epilepticus. J Neurol Neurosurg Psychiat 18:24
Meyer H-H (1949) Der Liquor, Untersuchung und Diagnostik. Springer, Berlin Göttingen Heidelberg
Meyer JS, Portnoy HB (1959) Post-epileptic paralysis. Brain 82:162–185
Michon P, Larcan A, Huriet C, Beaudouin D, Berthier X (1959) Intoxication volontaire mortelle par imipramine. Bull Soc Med Hop Paris 75:989-992
Moene Y (1969) Conduite a tenir devant un etat de mal epileptique. Cah Med Lyon 45:689–695
Müller N (1965) Die Bedeutung des epileptischen Anfalles für die Diagnose einer organischen Hirnerkrankung. Dtsch Med Wochenschr 90:1852–1855
Napoleone Capra A, Giagheddu M (1964) Stato di male epilettico in tre bambini intossicata da „Emozide B 6“. Acta Neurol (Napoli) 19:570-575
Neploch JM (1965) Über die Ursachen des letalen Ausgangs der Epilepsie. Zh Nevropat Psikhiat 65:1383-1387
Neumayer E, Rett A (1966) Eine Choreasippe mit rigider Form. Wien Z Nervenheilk 23:74–85
Noel P, Coriul A, Chailly P, Flament-Durant J (1977) Mesial temporal haemorrhage consequences of status epilepticus. J Neurol Neurosug Psychiatry 40:932–935
Noel P, Hubert JP, Ectors M, Franken L, Flament-Durand J (1973) Agenesis of the corpus callosum associated with relapsing hypothermia. Brain 96:359–368
Obersteiner H (1873) Über den Status epilepticus. Wien Wochenschr 544–547
Obregia et al. (1934) L'épilepsie comme manifestation unique ou prédominante dans quatre cas de tumeur du lobe préfrontal. Encéphale 29:401–411
Olmer M, Salvadori J-M, Bouvenot G, Papy J-J, Gastaut H (1970) Interet de L'electroencephalogramme dans l'insuffisanse renale chronique. J Urol Nephrol 76:997–1004
Ostmann F (1928) Gesammelte Notizen über unsere Epileptiker, ein Beitrag zur Kenntnis der Epilepsie. Allg Z Psychiat 89:397-409
Oxbury JM, Whitty CWM (1971) The syndrome of isolated epileptic status. J Neurol Neurosurg Psychiatry 34:182–184
Pache H-D (1970) Der Status epilepticus im Kindesalter, seine verschiedenen Formen und seine Behandlung. Prädiat Prax 9:477–486

Pappenheim M (1917) Liquorpolynukleose im Status epilepticus. Neurol Zbl 36:833-835

Peiffer J (1963) Morphologische Aspekte der Epilepsien, pathogenetische, pathologische-anatomische und klinische Probleme der Epilepsien, Springer, Berlin, Göttingen und Heidelberg (Monographien aus dem Gesamtgebiet der Neurologie und Psychiatrie, H. 100)

Peiffer J (1972) Zur Häufigkeit der morphologisch nachweisbaren Krampfschäden. In: Quandt J (Hrsg) Die neuropathologische Problematik der Hirngewebsveränderungen nach spontanen und therapeutischen Krämpfen. Leipzig.

Penfield W, Jasper H (1954) Epilepsy and the functional anatomy of the human brain. Boston

Peters G (1962) Ergebnisse vergleichender anantomisch-pathologischer und klinischer Untersuchungen an Hirngeschädigten. Stuttgart (Arbeit und Gesundheit N.F. 74)

Pichenot A, Castin P (1907) Un cas d'etat de mal epilieptique traite pour la ponction lombaire. Encephale 12:71-75

Pilke A, Partinen M, Kovenon J (1984) Status epilepticus and alcohol abuse. Acta Neurol Scand 70:443-450

Pilz C, Dreyer R (1969) Ergebnisse der parenteralen Behandlung des Status epilepticus mit Diphenylhydantoin in den Jahren 1859-1965. Arch Psychiat Nervenkr 212:254-270

Poeck K (1966) Einführung in die klinische Neurologie. Springer, Berlin Heidelberg New York

Poire R (1967) Note sur l'etiologie pharmacologique de certains etats de mal epileptiques. In: Gastaut H, Roger J, Lob H (eds) Les etats de mal epileptiques. Paris, pp 250

Pozdnjakov VS (1965) Epilepticeskij status i ego profilaktika. Zh Nevropat Psikhiat 65:1377-1382

Pozuelo-Utanda J, Crawford DC, Anderson JC (1946) Bromism and epilepsy. Int J Neuropsychiatry 2:90-97

Prior GPU, Edwards AT (1926) Lumbar punctures and acidosis in epilepsy and allied convulsive disorders. Med J Aust 13:507-513

Radermecker J, Guazzi GC, Toga M, Payan H (1962) Les lesions cerebrales en rapport avec les crises epileptiques graves prolongees et notemment avec les etats de mal chez l'homme. In: Gastaut H, Roger J, Lob H (eds) Les etats de mal epileptiques. Electroencephalogr Neurophysiol Clin 287-325

Raflowska J, Warecka K (1962) Epileptische Anfälle im Verlauf einer multiplen Sklerose. Neurol Neurochir Psychiat pol 12:317-323

Rodin EA (1968) The prognosis of patients with epilepsy. Thomas, Springfield, Ill.

Roeder F, Rehm O (1942) Die Cerebrospinalflüssigkeit, Untersuchungsmethoden und Klinik. Berlin

Roger J, Lob H, Tassinari CA (1974) Status epilepticus. In: Vinken PJ, Bruyn GW (eds) Handbook of clinical neurology, Vol 15. North Holland Publ., Amsterdam, pp 145-188

Rohmer F, Isch-Treussard C (1967) Les etats de mal et crises subintrantes dans les troubles du metabolisme. In: Gastaut H, Roger J, Lob H (eds) Les etats de mal epileptiques. Paris, pp 218–228

Roith AI (1959) Status epilepticus as a complication of E.C.T. Brit J Clin Pract 13:711

Rothner AD, Morris III HH (1987) Generalized status epilepticus. In: Lüders H, Lesser RP (eds) Epilepsy. Electroclinical syndromes. Springer, Berlin Heidelberg New York Tokyo, pp 207–222

Rowan AJ, Scott DF (1970) Major status epilepticus. Acta Neurol Scand 46:573–584

Rowan AJ, Scott DF (1970) Major status epilepticus. Acta Neurol Scand 46:573–584

Russell DO, Fisher M, Zivin JA, Sullivan J, Drachman DA (1985) Status epilepticus and Epstein-Barr virus encephalitis. Arch Neurol 42:789–792

Sachs E (19910) Status epilepticus und Schwangerschaft. Monatsschr Geburtsh Gynäkol 32:649–672

Scharfetter C (1965) Vergiftung mit einem Antidepressivum: Status epilepticus bei suicidaler Amitriptylinintoxikation. Bemerkungen zur Neurologie schwerer Vergiftungen. Arch Psychiat Nervenkr 207:79–98

Scheibe FW (1953) Tod nach 15 g Isonikotinsäurehydrazid. Z Ges Inn Med 8:283

Scheid KF (1938) Zur Differentialdiagnose epileptischer Krampfanfälle aus dem Liquorbefund. Nervenarzt 11:71–75

Schmidley JW, Simon P (1981) Post-ictal pleocytosis. Ann Neurol 9:81-83

Schmidt D (1981) Behandlung der Epilepsien. Thieme, Stuttgart

Schmidt RM (1968) Der Liquor cerebrospinalis, Untersuchungsmethoden und Diagnostik. Berlin, S 553–837

Schneider RC, Crosby EC, Farhat SM (1965) Extratemporal lesions triggering the temporal lobe syndrome. J Neurosurg 22:246–263

Schorsch G (1960) Epilesie: Klinik und Forschung. In: Gruhle HW, Jung R, Mayer-Gross W, Müller M (Hrsg) Psychiatrie der Gegenwart, Forschung und Praxis, Bd 2: Klinische Psychiatrie. Springer, Berlin Göttingen Heidelberg, S 646–777

Schwab R (1963) Aktivationsmethoden des Elektroencephalogramms. In: Kugler J (Hrsg) Elektroencephalographie in Klinik und Praxis. Thieme, Stuttgart, S 54–59

Schwob RA, Bonduelle M, Vernant P (1948) Etat de mal epileptique a evolution fatale apres injection intraachidienne de penicilline. Bull Soc Med Hop Paris 64:687–691

Sechi GP, Dessi-Fulgheri P, Glorioso N, Volta G, Rosati G (1985) Myocardial infarction complicating status epilepticus. Epilepsia 26:572–576

Siebert H (1918) Über Epilepsie. Dtsch Z Nervenheil 60:260–278

Singhal DC, Chugh KS, Gulati MS (1978) Myoglobinuria and renal failure after status epilepticus. Neurology 28:200–201

Smith SA (1912) A case of status epilepticus with an unusually large number of convulsions. JAMA 58:857

Sperling E (1957) Thalamusveränderungen bei Stirnhirnverletzungen. Arch Psychiat Nervenkr 195:589
Steinsieck H-D (1950) Über Todesursachen und Lebensdauer bei genuiner Epilepsie. Arch Psychiat Nervenkr 183:501-520
Stefan H, Gmeiner HJ, Lang C et al. (1989) Verlaufsuntersuchunge bei akuter Encephalitis. In: Fischer P-A, Baas H, Enzensberger W (Hrsg) Verhandlungen der Deutschen Gesellschaft für Neurologie, Bd 5. Springer, Berlin Heidelberg New York Tokyo, S 710–713
Stephen EHM, Noad KB (1951) Status epilepticus occuring during cortisone therapy. Med J Aust 38:334
Sung C-Y, Chu N-S (1989) Status epilepticus in the elderly: etiology, seizure type and outcome. Acta Neurol Scand 80:51–56
Terman DS, Teitelbaum DT (1970) Isoniazid self-poisining. Neurology (Minneap) 20:299–304
Toulouse E, Marchand L (1922) De létat de mal épileptique. Presse Med 30:565–568
Turner WA (1907) Epilepsy, a study of the idiopathic disease. London
Vallery-Radot C, Pasteur L, Milliez P, Laroche C, Hazard J (1951) Etat de mal epileptique fala apres une injection intraachidienne de penicilline concentree au decour's d'une meningite cerebrospinale a meningocoques. Bull Soc Med Hop Paris 67:769–771
Vassella F (1969) Die stoffwechselbedingten Epilepsien. Pädiat Fortbild Prax 26:43–60
Vic-Dupont V, Lissac J, Pocidalo J-J, Sachs C (1965) Sur une cas d'intoxication aigue par l'isoniazide, etat de mal epileptique avec grande acidose metabolique. Bull Soc Med Hop Paris 116:613
Vidailhet M, Levin M, Dautrevaux M et al. Citrullinemie. Arch Franc Pediat 28:521-532
Visakorpi JK (1962) Citullinuria. Lancet I:1357
Voisin J, Voisin R (1910) Le liquide cephalo-rachidien dans l'epilepsie essentielle. Bull Soc Med Hop Paris 29:282–285
Whitty CWM (1956) The diagnosis of epilepsy. J Indian Med Prof 3:1268–1275, 1280
Whitty CWM, Taylor M (1949) Treatment of status epilepticus. Lancet II:591–594
Wilson IC (1963) Status epilepticus associated with withdrawal from deprol (meprobamate and benactyzine). Am J Psychiatry 120:600
Witkowski L (1886) Über epileptisches Fieber und einige andere die Epilepsie betreffende klinische Fragen. Berl Klin Wochenschr 23:739–745, 759–763
Wolf P, Wagner G, Amelung F (Hrsg) (1987) Anfallskrankheiten. Springer Verlag, Berlin Heidelberg New York Tokyo
Wünscher W, Möbius G (1967) Wegenerescher Granulomatose mit Beteiligung des Nervensystems. Dtsch Z Nervenheilk 191:158–174
Ying-K'un F, Shu-Lien Y, Ya-Hsin F, Ping-Hsien Y, Shun-Wei L (1963) The therapeutic effect of intravenous xylocaine on status epilepticus. Chin Med J 82:668–673

Status generalisiert tonischer Anfälle

Epidemiologisch gesehen sind Status generalisiert tonischer Anfälle meist im Kindes- und Jugendalter anzutreffen. Eine Geschlechtsdominanz besteht nicht (Roger et al. 1974; Sommerville u. Bruni 1983; Gastaut 1983; Rothner u. Morris 1987; Gastaut u. Tassinari 1975).

Ätiologisch liegt den Status meist eine chronische cerebrale Erkrankung zugrunde. Status tonischer Anfälle manifestieren sich in aller Regel interkurrent, d.h. im Verlaufe einer bereits bestehenden Epilepsie. Sie sind seltener als Grand-mal-Status, sollen aber bis zu 50 % aller Status im Kindesalter ausmachen (Roger et al. 1974; Gastaut u. Tassinari 1975; Gastaut 1983; Rothner u. Morris 1987). Meist treten Status tonischer Anfälle im Verlaufe eines Lennox-Gastaut-Syndroms auf. Die dabei maßgeblichen epileptogenen Herde sind in der supplementären Motorregion, dem Gyrus cinguli und parietookzipital lokalisiert (Bancaud et al. 1965; Roger et al. 1974; Rothner u. Morris 1987; Gastaut u. Tassinari 1975; Tassinari et al. 1972; Prior et al. 1972; Bittencourt u. Richens 1981).

Neben der Grunderkrankung spielen spezielle *Auslösefaktoren* wie Schlaf und Benzodiazepine eine Rolle in der Statusgenese. Dabei wurde im vigilanzmindernden Effekt der Benzodiazepine der pathophysiologische Mechanismus der Statusauslösung gesehen, was nur Tassinari et al. (1972) anzweifelten (Ballerini et al. 1972; Rothner u. Morris 1987; Sommerville u. Bruni 1983; Tassinari et al. 1972; Markand 1977; Prior et al. 1972; Bittencourt u. Richens 1981; Alvarez et al. 1981). Der Schlaf selbst gilt als wesentlicher Auslöser tonischer Status, wobei insbesondere auf die Bedeutung des Non-REM Schlafes hingewiesen wurde, während der REM-Phase scheinbar ein hemmender Einfluß zukommt. Die erste Hälfte des Nachtschlafes gilt als besonders anfallsfördernd (Fröscher 1984; Rothner u. Morris 1987; Roger et al. 1974; Sommerville u. Bruni 1983).

Klinisch sind die Anfälle eines Status generalisiert tonischer Anfälle in 50 % im Ablauf identisch mit isoliert auftretenden tonischen Anfällen. Sie können allerdings im Laufe des Status zunehmend asymptomatischer in Erscheinung treten. Drei Formen tonischer

Anfälle, die in ihrer typischen Ausprägung etwa 2/3 der Statusanfälle ausmachen und kombiniert auftreten, können unterschieden werden:

a) axial tonische Anfälle,
b) axial rhizomelische Anfälle,
c) global tonische Anfälle.

Die Anfälle gehen mit Kontraktionen der Nackenmuskeln, der Gesichtsmuskulatur, thorakaler und abdomineller Muskeln sowie der Extremitäten bei geöffneten Augen und nach oben verdrehten Bulbi einher und sind von Störungen autonomer Funktionen begleitet. Letztere können in Hyperhidrosis, Hypersekretion, Tachykardie, Hypertension und Zyanose bestehen. Die Ausprägung der klinischen Symptomatik wie auch die Bewußtseinsbeeinträchtigung variiert. Elektrolytverschiebungen sind unwesentlich, solange der Status nicht zu einer deutlichen Dehydratation oder Mangelernährung führt (Gastaut et al. 1963; Gastaut u. Tassinari 1975; Rothner u. Morris 1987; Roger et al. 1974).

Im *Verlauf* des Status kommt es zu einer Abnahme motorischer Entäußerungen, während die vegetativen Begleiterscheinungen in den Vordergrund treten. In etwa 14 % der Anfälle ist schließlich nur noch ein diskretes Verdrehen der Bulbi und eine Bronchialobstruktion zu vermerken. In weiteren 17 % verlaufen die Anfälle subklinisch und sind allein an arrhythmischer Atmung und Tachykardie zu erkennen (Roger et al. 1974).

Wie einer von Sommerville u. Bruni (1983) publizierten Kasuistik zu entnehmen ist, können Status generalisiert tonischer Anfälle auch als *nonkonvulsive Status* imponieren. Klinisch bestand im erwähnten Beispiel ein Verwirrtheitszustand über 14 Tage. Das EEG zeigte generalisierte Spike- und Polyspike-Aktivität und führte zur Diagnose. Benzodiazepine verstärkten die Symptomatik.

Interiktual besteht in 50 % ein Koma (Gastaut 1983). Bei 28 Patienten beobachteten Roger et al. (1974) interiktual 8mal normale Befunde, 3mal ein Coma vigile und je 7mal ein mittleres bzw. tiefes Koma.

Vegetative Störungen persistieren interiktual in Form einer leichten Hyperthermie, Hypersalivation, Hypersekretion, selten

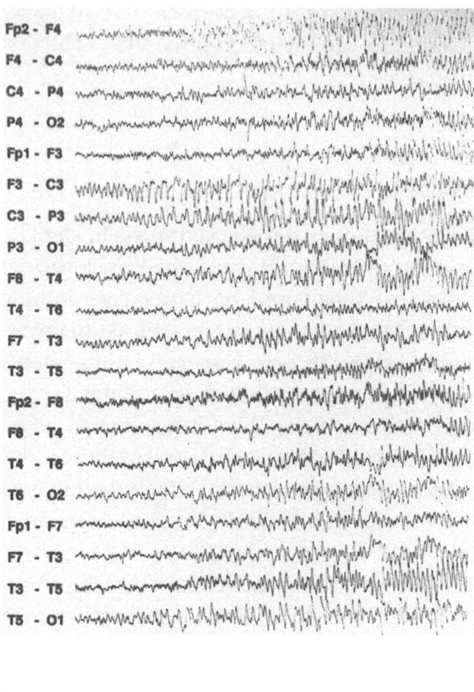

Abb. 10 a, b. Iktuales EEG eines fokal eingeleiteten tonischen Anfalls. Zunächst Spitzenaktivität zentral links (C3), die generalisiert (**a**) und schließlich in eine elektrische Stille mündet (**b**)

Änderungen der Herzfrequenz. Neurologische Ausfälle bzw. pathologische Untersuchungsbefunde wurden berichtet (Roger et al. 1974).

Elektroenzephalographisch (EEG) entsprechen die iktualen Befunde im großen und ganzen den Ableitungen eines Einzelanfalls. Es zeigt sich eine diffuse Desynchronisation, gefolgt von schneller (80 Hz) Aktivität mit niedergespannter Amplitude, die zunehmend bis 100 µV ansteigt. Es treten schließlich Spikes hoher Amplitude mit einer Frequenz um 10/s auf (Gastaut u. Tassinari 1975; Rothner u. Morris 1987; Roger et al. 1974; Sommerville u. Bruni 1983).

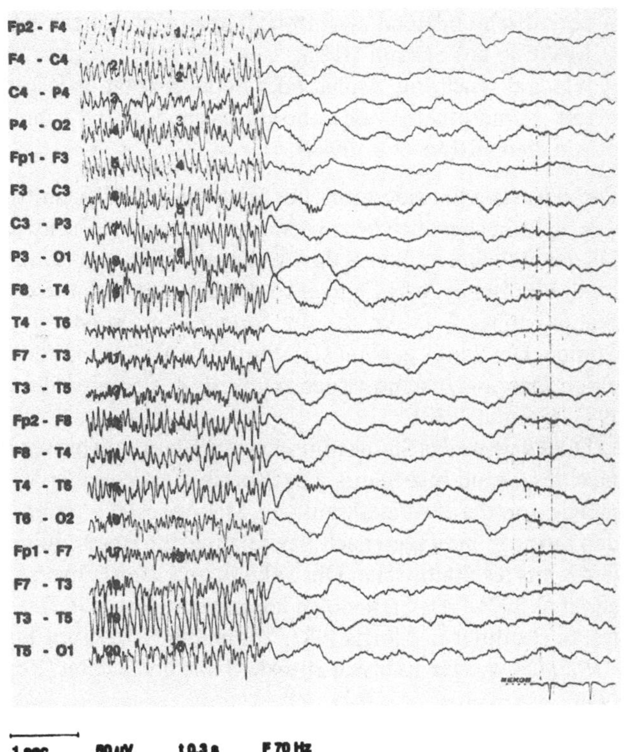

b

Die Abb. 10 a und b zeigen das iktuale EEG eines fokal eingeleiteten tonischen Anfalls. Spikel in Phasenumkehr treten zunächst zentral links (C3) in Erscheinung und generalisieren schließlich (Abb. 10 a). Elektroenzephalographisch sistiert der Anfall mittels einer abrupt auftretenden elektrischen Stille (Abb. 10 b).

Interiktual sind verschiedene EEG-Muster möglich:

- kontinuierliche bilateral synchrone Delta-Aktivität mit geringer Antwort auf Stimuli (29 %),
- periodische Ausbrüche von Theta- oder Delta-Wellen mit paradoxer Reaktion auf psychosensorische Reize (29 %);
- bilateral synchrone Theta-Delta-Aktivität, begleitet von bilateral synchronen Spike-wave-Paroxysmen (20 %);

- periodische bilateral synchrone Theta-Aktivität mit normaler Reaktion auf Stimuli (11 %);
- bilateral synchrone Alpha- oder Beta-Aktivität, z. T. kombiniert mit „paranormalen" Bewußtseinszuständen und subklinischen Anfällen (Roger et al. 1974).

Die *Dauer* generalisiert tonischer Status liegt durchschnittlich bei 9 Tagen, kann aber auch bis zu 4 Monate betragen. Ein einzelner Anfall dauert dabei im Status durchschnittlich 70 s, ein isoliert auftretender tonischer Anfall hingegen nur 15 s. Die Anfallsfrequenz im Status beträgt 2–45 Anfälle pro Stunde, im Durchschnitt 10 pro Stunde. Der Status generalisiert tonischer Anfälle mündet meist in einen Dämmerzustand (Roger et al. 1974; Sommerville u. Bruni 1983; Gastaut 1983).

Die *Prognose* des Status tonischer Anfälle gilt als besser als diejenige des Grand-mal-Status. Die Mortalität ist geringer als 3 %, abhängig von der Grunderkrankung. Die Todesfälle treten meist in den Stunden bis Tagen nach Beendigung des Status auf und resultieren aus respiratorischer Obstruktion und Kreislaufversagen (Roger et al. 1974). Als Statusfolge können intellektuelle Defizite auftreten (Rothner u. Morris 1987; Sommerville u. Bruni 1983).

Rezidive wurden in bis zu 20 % der Fälle beobachtet (Roger et al. 1974).

Differentialdiagnostisch ist insbesondere ein Grand-mal-Status zu erwägen, zumal dabei im Verlauf die klonische Komponente der motorischen Entäußerungen in den Hintergrund treten kann, während tonische Abläufe dann überwiegen.

Therapie des Status tonischer Anfälle

Mittel der ersten Wahl ist Phenobarbital. Benzodiazepine können in Einzelfällen tonische Anfälle auslösen oder verstärken.

Die Dosierung für Phenobarbital beträgt (intravenöse Gabe):

- Säuglinge: 50 - 100 - (160) mg / Tag
- Kleinkinder: 100 - 150 - (200) mg / Tag
- Schulkinder: 150 - 200 - (300) mg / Tag
- Erwachsene: 200 - (400) mg / Tag (Schmid 1981)

Diazepam und Clonazepam können jedoch, im Idealfall unter EEG-Kontrolle, ebenfalls eingesetzt werden, da bei weitem nicht jede Behandlung verstärkend auf die Anfälle wirkt und teilweise ein zufriedenstellender Effekt erzielt werden kann. Keinen wesentlichen therapeutischen Effekt in der Statusbehandlung sollte man von Phenytoin erwarten (Bladin et al. 1977; Schmid 1981).

Literatur

Alvarez N, Hartford E, Doubt C (1981) Epileptic seizures induced by clonazepam. Clin Electroencephalogr 12:57–65

Ballerini Ricci B, Benedetti P, Ricci GF (1972) Electroclinical changes induced by sleep and administration of diazepam in a girl with diffuse epileptogenic encephalopathy and generalised convulsive manifestations. Rev Neurol 42:297-303

Bancaud J, Talairach J, Bonis A, Schaub C, Szikla G, Morel P, Bordas-Ferrer M (1965) La stereo-electroencephalographie dans l'epilepsie. Masson, Paris

Bittencourt PRM, Richens A (1981) Anticonvulsant-induced status epilepticus in Lennox-Gastaut syndrome. Epilepsia 22:129-134

Bladin PF, Vaida FJ, Symington GR (1977) Therapeutic problems related to tonic status epilepticus. Clin Exp Neurol 14:203–207

Fröscher W (1984) Sleep and prolonged epileptic activity (status epilepticus). In: Degen R, Niedermeyer E (eds) Epilepsy, sleep and sleep deprivation. Elsevier, Amsterdam, pp 191–205

Gastaut H (1983) Classification of status epilepticus. In: Delgado-Escueta AV, Wasterlain CG, Treiman DM, Porter RJ (eds) Advances in Neurology, Vol 34: status epilepticus. Raven Press, New York, pp 15–36

Gastaut H. Tassinari CA (1975) Status epilepticus. In: Remond A (ed) Handbook of electroencephalography and clinical neurophysiolgy, Vol 13, Part A. Elsevier, Amsterdam, pp 39–45

Gastaut H, Roger J, Ouahchi S, Timsit M, Broughton R (1963) An electroclinical study of generalized epileptic seizures of tonic expression. Epilepsia 4:15–44

Markand ON (1977) Slow spike-wave activity in EEG and associated clinical features: often called "Lennox or Lennox-Gastaut" syndrome. Neurology 27:746–757

Markand ON, Daly DD (1971) Pseudoperiodic lateralized paroxysmal discharges in electroencephalogram. Neurology (Minneap) 21:975–981

Prior PF, McLaine GN, Scott DF, Laurance BM (1972) Tonic status epilepticus precipitated by intravenous diazepam in a child with petit mal status. Epilepsia 13:467–472

Roger J, Lob H, Tassinari CA (1974) Status epilepticus. In: Vinken PJ, Bruyn GW (eds) The epilepsies. Handbook of Clinical Neurology, Vol 15. North Holland, Amsterdam, pp 145–188
Rothner AD, Morris HH III (1987) Generalized status epilepticus. In: Lüders H, Lesser RP (eds) Epilepsy. Electroclinical correlates. Springer, London Berlin Heidelberg New York, pp 207–222
Schmid RG (1981) Zerebrale Anfallsleiden zwischen Praxis und Krankenhaus. Sozialpädiatrie 3:583–592
Sommerville ER, Bruni J (1983) Tonic status epilepticus presenting as confusional state. Ann Neurol 13:549–551
Tassinari CA, Dravet C, Roger J, Cano JP, Gastaut H (1972) Tonic status epilepticus precipitated by intravenous benzodiazepine in five patients with Lennox-Gastaut syndrome. Epilepsia 13:421–435

Status generalisiert klonischer Anfälle

Status generalisiert klonischer Anfälle kommen - *epidemiologisch* gesehen - bevorzugt im Kindesalter, vor allem im Säuglings- und Kleinkindesalter vor. Als Variante tritt insbesondere im Säuglingsalter der klonische seitenwechselnde unilaterale Status auf (Matthes 1984; Rothner u. Morris 1987).

Ätiologisch liegen meist zerebrale Erkrankungen zugrunde. Der Status klonischer Anfälle ist daher z.T. Initialsymptom einer Epilepsie, kann aber auch erst im Verlauf (interkurrent) in Erscheinung treten. Als häufige Grunderkrankungen gelten neben idiopathischen Formen metabolische oder toxische Enzephalopathien, Gefäßprozesse, Enzephalitiden oder unspezifische Infekte (Matthes 1984; Rothner u. Morris 1987).

Klinisch treten gering ausgeprägte, meist bilaterale, z.T. asymmetrische Kloni geringer Amplitude auf, die rhythmisch oder arhythmisch wiederkehren.

Im *Elektroenzephalogramm* bestehen dabei generalisierte und synchrone hochamplitudige Slow-waves mit eingelagerten Spikes oder Polyspikes (Rothner u. Morris 1987).

Die *Prognose* ist abhängig von der Grunderkrankung zu bewerten.

Im Gegensatz zum Status generalisiert tonischer Anfälle sind

Auslösefaktoren nicht beschrieben, insbesondere besteht keine Beziehung zum Schlaf (Fröscher 1984).

Die *Therapie* des Status klonischer Anfälle entspricht derjenigen des Grand-mal-Status. Benzodiazepine und Phenytoin sind als Medikamente der Wahl anzusehen. Bei ihrem Versagen ist Phenobarbital das Mittel der nächsten Wahl.

Literatur

Fröscher (1984) Sleep and prolonged epileptic activity (Status epilepticus). In: Degen R, Niedermeyer E (eds) Epilepsy, sleep and sleep deprivation. Elsevier, Amsterdam, pp 191-205

Matthes A (1984), Epilepsien. Thieme, Stuttgart

Rothner AD, Morris III HH (1987) Generalized status epilepticus. Lüders H, Lesser RP (eds) Epilepsy: electroclinical syndromes. Springer, Berlin Heidelberg New York Tokyo, S 207-222

Status unilateraler epileptischer Anfälle

Epidemiologisch zeigt sich ein bevorzugtes Auftreten unilateraler epileptischer Anfälle im Kindesalter: Jungen sind bevorzugt betroffen (Gastaut u. Tassinari 1975; Roger et al. 1974).

Klassifikatorisch lassen sich bei Kindern zwei verschiedene Typen hemiklonischer Anfälle unterscheiden:

- Kinder mit Hemisphärenläsionen seit dem frühen Lebensalter (Hemikonvulsions-Hemiplegie-Syndrom), es treten dabei Hemikonvulsionen auf der kontralateralen Seite der Hirnschädigung auf.
- Kinder mit Grand mal, Absencen oder Myoklonien ohne Fokalisation. Hier kann es zu seitenwechselnden Hemikloni nach Medikamentenadaption oder Einnahme krampffördernder Substanzen kommen (Gastaut et al. 1962).

Klinisch imponieren unilaterale Anfälle eher als hemiklonische denn als hemitonische Anfälle. Die Kloni erfassen meist zunächst die Gesichtsmuskulatur, dann die oberen und unteren Extremitäten einer Körperseite und wechseln dabei in Ausprägung und Frequenz. Die Kloni durchwandern quasi den Körper von kranial nach kaudal und bestehen in einem Körpersegment etwa 20-40 s. Wird ein Körperteil neu erfaßt, so verschwinden die Kloni im zuvor betroffenen Areal. Vereinzelt treten aber auch Kloni von Beginn an generalisiert auf einer Körperseite auf (Roger et al. 1974; Gastaut et al. 1962).

Die *Dauer* von Status hemiklonischer Anfälle beträgt Stunden bis Tage, durchschnittlich 2 1/2 Tage; ein einzelner Anfall dabei im Mittel 10 min. Ein Wechsel der Körperseite mit zeitweise vollständigem Erfassen aller Gliedmaßen ist möglich (Gastaut u. Tassinari 1975; Gastaut et al. 1962).

Als *Begleiterscheinungen* langandauernder Status treten Störungen autonomer Funktionen sowie eine Bewußtseinsstörung auf. Postiktual besteht eine Toddsche Paralyse (Meyer u. Portnooy 1959; Gastaut et al. 1962).

Elektroenzephalographisch (EEG) sind die iktualen Befunde im Status identisch mit denen bei Einzelanfällen. Es besteht eine Dysrhythmie oft hochgespannter, bilateral synchroner um 2-3/s-Wellen über der den Kloni kontralateralen Hemisphäre. Okzipital können 10/s-recruiting-Wellen angetroffen werden.

Elektroenzephalographisch ergeben sich somit komplexe Muster mit verschieden lokalisiertem Schwerpunkt. Vereinzelt tritt eine elektrische Stille im EEG über der erkrankten Hemisphäre im Ausklingen der Anfälle auf, während auf der Gegenseite eine langsame Aktivität weiterbesteht. Mit dem möglichen Seitenwechsel der Kloni wechseln auch meist die EEG-Veränderungen in der jeweiligen Hemisphäre (Roger et al. 1974; Gastaut u. Tassinari 1975).

Die *Prognose* ist abhängig von der *Ätiologie* des Leidens. Hemikloni können postnatal hypokalzämisch oder hyperthermisch bedingt auftreten. Wenn sich daraus ein Status entwickelt, so kann dieser als Ausdruck einer ödembedingten temporalen Herniation eine fokale zerebrale Läsion zur Folge haben. Aus dieser Schädigung kann sich im weiteren Verlauf eine Epilepsie entwickeln (Gastaut et al. 1962). Soffer et al. (1986) beschrieben bei einer 20jährigen Patientin, die im unilateralen Status epilepticus verstorben war, neuropathologisch faßbare zerebrale Veränderungen in Form neuronaler ischämischer Zelldefekte und ein umschriebenes Hirnödem im Bereich der betroffenen Hemisphäre. Pathophysiologisch diskutierten sie als Ursache die langanhaltende epileptische Aktivität der Zellen; eine solche Bewertung legen auch Ergebnisse tierexperimenteller Untersuchungen nahe (Corsellis 1971; Meldrum 1983; Meldrum u. Corsellis 1984; Norman 1964; Olney 1983).

Differentialdiagnostisch sind insbesondere Status von Jackson-Anfällen abzugrenzen. Diese weisen jedoch im Gegensatz zu den Hemikloni einen Fokus in der Rolandischen Area auf, während Hemikloni eine subkortikale Entladung zur Ursache haben. Ferner manifestiert sich ein Status von Jackson-Anfällen meist im Erwachsenenalter, Hemikloni hingegen bevorzugt bei Kindern. Hemiklonische Anfälle und Status sind gegenüber Hemi-Grand-mal-Anfällen von größerer klinischer Komplexität und längerer Dauer (Gastaut et al. 1962).

Die *Therapie* Status unilateraler Anfälle besteht in Benzodiazepinen und/oder Phenytoin evtl. in Kombination mit Phenobarbital.

Literatur

Corsellis JAN (1971) The neuropathology of human epilepsy with particular reference to status epilepticus. In: Brierley JB, Meldrum BS (eds) Brain hypoxia. Heinemann, London, pp 263-265

Gastaut H, Tassinari CA (1975) Status epilepticus. In: Remond A (ed) Handbook of electroencephalography. Elsevier, Amsterdam, 13A, pp 39–45

Gastaut H, Roger J, Faidherbe J et al. (1962) Non-Jacksonian hemiconvulsive seizures one-sided generalized epilepsy. Epilepsia 3:56–68

Meldrum BS (1983) Metabolic factors during prolonged seizures and their relation to nerve cell death. In: Delgado-Escueta AV, Wasterlain CG, Treiman DM, Porter RJ (eds) Advances in Neurology, Vol 34: Status epilepticus. Raven Press, New York, pp 261–275

Meldrum BS, Corsellis JAN (1984) Epilepsy. In: Adams JH, Corsellis JAN; Duchen LW (eds) Greenfield's neuropathology, 4th edn. Arnold, London, pp 921–950

Meyer JS, Portnoy HB (1959) Post-epileptic paralysis. Brain 82:162–185

Norman RM (1964) The neuropathology of status epilepticus. Med Sci Law 46–51

Olney JW (1983) Excitotoxins: an overview. In: Fuxe K, Roberts P, Schwarcz R (eds) Excitotoxins. Plenum Press, New York, pp 82-96

Roger J, Lob H, Tassinari CA (1974) Status epilepticus. In: Vinken PJ, Bruyn GW (eds) Handbook of clinical neurology, Vol 15: The epilepsies. North Holland Publ., Amsterdam, pp 145-188

Soffer D, Melamed E, Assaf Y, Cotev S (1986) Hemispheric brain damage in unilateral status epilepticus. Ann Neurol 20:737-740

Status einfach-partieller Anfälle (EPA)

Status einfach-partieller Anfälle (EPA) können in vielgestaltiger klinischer Symptomatik auftreten, abhängig von der Lokalisation des epileptogenen Areals. Gemeinsam ist allen Formen, daß in aller Regel keine Beeinträchtigung des Bewußtseins zu verzeichnen ist. Der Epilepsia partialis continua wurde ein gesonderter Abschnitt gewidmet, s. S. 80, sie wird daher in diesem Kapitel nicht beschrieben.

Eine Übersicht möglicher klinischer Erscheinungsformen einfach-partieller Anfälle ist der Tabelle 1 (s. S. 2) zu entnehmen.

Status EPA mit motorischer Symptomatik

Status EPA mit motorischer Symptomatik sind meist *symptomatischer Genese.* Sie treten bevorzugt nach akuten zerebralen Erkrankungen wie Enzephalopathien; vaskulären Erkrankungen; metabolischen Erkrankungen des ZNS und Schädel-Hirn-Traumata auf, wobei es nur selten zu einer sekundären Generalisierung der Anfallsaktivität kommt (Gastaut u. Tassinari 1975; Roger et al. 1974; Delgado-Escueta u. Treiman 1987). Befindet sich der Fokus jedoch in der Rolandischen Area, meist ist dies bei chronischen Epilepsien der Fall, so ist eine Ausweitung zum Grand mal häufiger anzutreffen (Gastaut u. Tassinari 1975; Gastaut 1983).

Die *Lokalisation* des epileptogenen Fokus ist besonders frontal, zentral oder anterior temporal zu vermuten, wenn es im Verlaufe des Status EPA mit motorischer Symptomatik zu einer Bewußtseinsstörung kommt (Passouant et al. 1957).

Dem Schlaf wird eine Bedeutung für die *Auslösung* somatomotorischer Status EPA zugeschrieben. Die Zahl der Anfälle soll im

Tiefschlaf und in der REM-Phase zunehmen, gegenteilige Beobachtungen wurden jedoch ebenfalls mitgeteilt (Fröscher 1984).

Somatomotorische Status EPA *manifestieren* sich zu 50% interkurrent im Verlaufe einer Epilepsie und zu 50% als initiales oder isoliertes epileptisches Geschehen (Gastaut 1983).

Klinisch bestehen beim somatomotorischen Status EPA (Jackson-Status) rasch aufeinanderfolgende EPA, zwischen denen der Patient nur zu einer flüchtigen motorischen Entspannung gelangt. Nach der Verteilung der befallenen Körperteile können zwei verschiedene Typen unterschieden werden, die durch die Beteiligung von

- Gesicht und Augen, bzw.
- Gesicht und oberen Extremitäten

gekennzeichnet sind.

Im Gesicht kommt es eher zu tonischen, an den Extremitäten eher zu tonisch-klonischen motorischen Entäußerungen. Eine Ausweitung auf eine Körperseite ist möglich. Dabei kann es selbst dann zu einer Bewußtseinsstörung im Status kommen, wenn nur ein Körpersegment befallen ist. Autonome Störungen können die motorischen Entäußerungen begleiten.

EPA ohne „Jacksonian march" manifestieren sich meist an Daumen, der großen Zehe, den Lippen und Augenlidern (Passouant et al. 1957; Roger et al. 1974; Delgado-Escueta u. Treiman 1987).

Elektroenzephalographisch (EEG) besteht iktual eine fokale paroxysmale Aktivität, meist in Form von Spikes, rhythmisch in strenger Bindung an die Kloni wiederkehrend. Auch eine fokale Spike-wave-Aktivität wurde beschrieben (Roger et al. 1974; Gastaut u. Tassinari 1975).

Interiktual sind EEG-Paroxysmen oder ein Normalbefund nachweisbar (Gastaut 1983).

Ein 49jähriger Patient litt als Folge einer intrazerebralen Blutung an einer symptomatischen Epilepsie mit fokal-motorischen und Grand-mal-Anfällen. Die Aufnahme in die Klinik erfolgte wegen eines Status einfach-partieller Anfälle mit Kloni im Bereich der rechten Hand, die bereits 2 h bestanden.

Das EEG zeigte einen ausgedehnten kontinuierlichen Fokus linkshemisphärisch (F7-T3-T5-C3) mit irregulären Spikes und Sharp-waves. (Abb. 11). Der Status sistierte nach der iv Gabe von 2 mg Clonazepam.

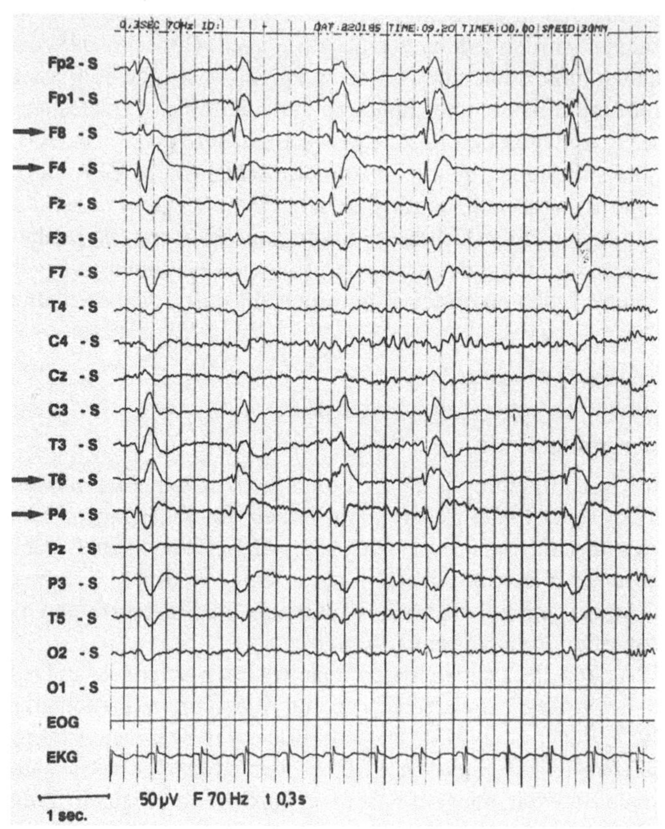

Abb. 11. Iktuales EEG eines 49jährigen Patienten im Status epilepticus einfach-partieller Anfälle als Folge einer intrazerebralen Blutung. Klinisch bestanden Kloni im Bereich der rechten Hand, im EEG-Spike-wave-Fokus links-hemisphärisch (F7–T3–T5–C3)

Status EPA mit sensibler Symptomatik

Die *Ätiologie* somatosensorischer Status EPA ist meist symptomatisch (Embolie, Ischämie, Tumor). *Epidemiologisch* gesehen werden häufiger ältere als jüngere Patienten betroffen (Gastaut 1983).

Klinisch bestehen sensible Körperstörungen.

Elektroenzephalographisch ist nur selten ein Fokus nachzuweisen. Gastaut (1983) konnte nur in einem Fall einen EEG-Fokus in der Rolandischen Area aufzeichnen.

Status EPA mit aphasischer Symptomatik

Epidemiologisch gelten Status EPA mit Aphasie als selten (Gastaut 1979, 1983).

Klinisch treten episodisch Zustände von Aphasie, manchmal in Verbindung mit Alexie und Agraphie auf, die einige Stunden oder Tage andauern können (Gastaut et al. 1962; de Pasquet et al. 1976). Diskontinuierliche Status, bei denen in Abständen von 2–3 min für 10–20 s eine Aphasie auftritt, sind von kontinuierlichen Formen abzugrenzen (Gastaut 1983).

Testpsychologische Untersuchungen lassen in einzelnen Fällen eine leichte Bewußtseinsstörung vermuten und weisen somit auf einen Übergang zum Status komplex-partieller Anfälle hin (de Pasquet et al. 1976; Dinner et al. 1981).

Die *Ätiologie* der Status ist heterogen. Sie wurden nach Hirnkontusion (links frontal) oder auch Hirninfarkt beobachtet (Hamilton u. Matthews 1979; Dinner et al. 1981).

Elektroenzephalographisch wurden Spike-wave-Foci temporoparietal wie auch fronto-parietal links beschrieben (Vernea 1974; Knight u. Cooper 1986).

Differentialdiagnostisch müssen transitorisch-ischämische Attakken abgegrenzt werden. Ein gutes Ansprechen nach Einleiten einer antiepileptischen Therapie kann hierbei differentialdiagnostisch hilfreich sein (Racy et al. 1980; Vollbracht 1980).

Status EPA mit visueller Symptomatik

Status mit visueller *Symptomatik* in Form von Erblindung oder homonymer Hemianopsie wie auch Photomen und visuellen Halluzinationen sind bekannt (Helmchen et al. 1969; Barry et al. 1985).

Ätiologisch lagen vaskuläre Erkranungen und Tumormetastasen wie auch idiopathische Formen dem Leiden zugrunde (Barry et al. 1985). Eine Blindheit kann auch postikual bestehen (Ashby u. Stevenson 1903).

Elektroenzephalographisch wurden unspezifische Dysrhythmien iktual und/oder interiktual nachgewiesen, wie auch kontralaterale okzipitale u. temporo-okzipitale Foci (Helmchen et al. 1969; Gastaut 1983).

Die *Dauer* des Status epilepticus amauroticus kann Stunden bis Tage betragen (Barry et al. 1985).

Status EPA mit Versivbewegung

Status EPA mit Versivbewegung weisen *elektroenzephalographisch* präzentrale oder präokzipitale Foci auf (Gastaut 1983). *Klinisch* kommt es zu einer Versivbewegung.

Kanazawa et al. (1989) grenzten einen Status okuloklonischer Anfälle als *Variante* eines Versivstatus ab. Sie beobachteten ein 4jähriges Kind, das über 90 min einen Horizontalnystagmus aufwies, der im EEG mit Spikes okzipital (kontralateral) einherging. Eine Bewußtseinsstörung bestand nicht.

Status EPA mit autonomer Symptomatik

Status EPA mit autonomer Symptomatik gelten als selten.

Klinisch besteht abdomineller Schmerz, Erbrechen und Kopfschmerz, Mydriasis (Gastaut 1983).

Status EPA mit psychischer Symptomatik

McLachlan u. Blume (1980) beschrieben eine Patientin, die *klinisch* isoliert für 12 h eine starke Angstsymptomatik aufwies; *elektroenzephalographisch* fand sich ein Fokus temporal rechts.

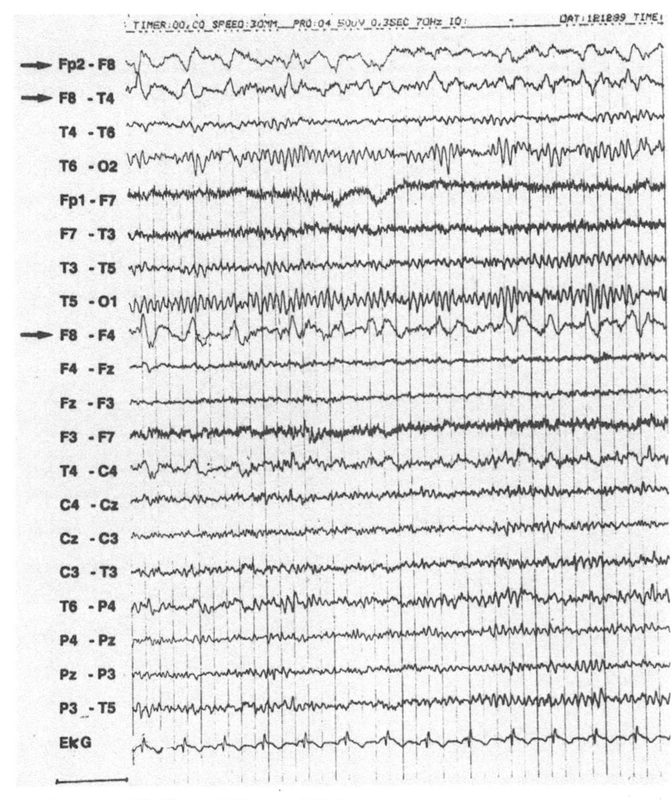

a 1 sec. 50 µV t 0,3 s F 70 Hz

Abb. 12 a, b. Iktuales EEG einer 27jährigen Patientin im Status epilepticus dysmnestisch einfach-partieller Anfälle. Klinisch bestand eine Einengung der Wahrnehmung, Nebengeräusche wurden lauter als üblich vernommen. Im EEG kontinuierlicher Fokus temoral rechts mit steilen Theta-Wellen (F8-F4-T4) (**a**). Nach Therapie mit Clonazepam normales EEG am Folgetag bei unauffälligem klinischen Befund (**b**)

Eine 27jährige Patientin wurde im Status einfach-partieller (dysmnestischer) und komplex-partieller Anfälle in die Klinik eingewiesen. Bei der Patientin war eine Epilepsie mit fokalen und seltenen sekundär generalisierten Anfällen bekannt. Eine Dauertherapie mit Carbamazepin bestand.

Die Patientin berichtete, bereits seit 3 Tagen zunehmend das Gefühl zu verspüren, die Umgebung wie aus weiter Ferne und durch Watte

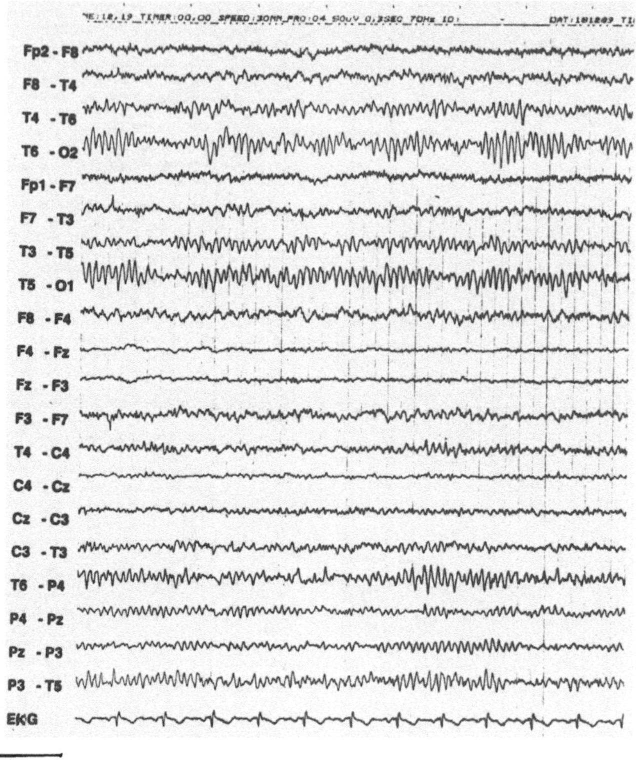

1 sec. 50 µV t 0,3 s F 70 Hz b

hindurch wahrzunehmen. Nebengeräusche nehme sie lauter als üblich wahr. Selten war eine mehrminütige Bewußtseinsstörung aufgetreten (komplex-partieller Anfall).

Im EEG kam, bei 11/s Grundaktivität, ein kontinuierlicher Theta-Verlangsamungsherd mit eingelagerten steileren Theta-Wellen frontotemporal rechts (F4–T4) zur Darstellung (Abb. 2 a). Nach Erhöhung der Carbamazepindosis und i.v. Gabe von 2 mg Clonazepam klang der Status in den nächsten Stunden aus. Das Oberflächen-EEG war bei Kontrolle am Folgetag unauffällig (Abb. 12 b).

Therapie des Status einfach-partieller Anfälle

Wie beim Status KPA sind auch hier Benzodiazepine und bei deren Versagen Phemytoin als Mittel der Wahl anzusehen. Die hier übliche Dosierungen entsprechen denjenigen des Status-KPA (Schmidt 1981).

Literatur

Ashby H, Stevenson S (1903) Acute amaurosis following infantile convulsions. Lancet 1924-1926

Barry E, Sussman NM, Bosley TM, Harner RN (1985) Ictal blindness and status epilepticus amauroticus. Epilepsia 26:577-584

Delgado-Escueta AV, Treiman DM (1987) Focal status epilepticus: modern concepts. In: Lüders H, Lesser RP (eds) Epilepsy: electroclinical syndromes. Springer, Berlin Heidelberg New York Tokyo, pp 347-391

Dinner DS, Lueders H, Ledermann R, Gretter TE (1981) Aphasic status epilepticus: a case report. Neurology (NY) 31:888-890

Fröscher W (1984) Sleep and prolonged epileptic activity (status epilepticus). In: Degen R, Niedermeyer E (eds) Epilepsy, sleep and sleep deprivation. Elsevier, Amsterdam, pp 191-204

Gastaut H (1979) Aphasia. The sole manifestation of focal status epilepticus (letter). Neurology 29:1638

Gastaut H (1983) Classification of status epilepticus. In: Delgado-Escueta AV, Wasterlain CG, Treiman DM, Porter RJ (eds) Advances in neurology, Vol 34: Status epilepticus. Raven Press, New York, pp 15-35

Gastaut H, Tassinari CA (1975) Epilepsies. In: Remond A (ed) Handbook of electroencephalography and clinical neurophysiology, Vol 13, part A. Elsevier, Amsterdam, pp 39-45

Gastaut H, Roger J, Quahchi S, Timsit M, Broughton R (1962) An electroclinical study of generalized epileptic seizures of tonic expression. Epilepsia (Amst) 3:56-58

Hamilton NG, Matthews T (1979) Aphasia: The sole manifestation of focal status epilepticus. Neurology 29:745-748

Helmchen H, Hoffmann I, Kanowski S (1969) Dämmerzustand oder Status fokal sensorischer Anfälle; Nervenarzt 40:389-392

Kanazawa O, Sengoku A, Kawai I (1989) Oculoclonic status epilepticus. Epilepsia 30:121-123

Knight RT, Cooper J (1986) Status epilepticus manifesting as reversible Wernicke's aphasia. Epilepsia 27(3):301-304

McLachlan RS, Blume WT (1980) Isolated fear in complex partial status epilepticus. Ann Neurol 8:639-641

Passouant P, Duc N, Cadilhac J, Minnielle J (1957) Acces confusionnel de longue duree et decharge epileptique au cours de l'evolution d'une paralysis generale. Rev Neurol 96:329-332

Pasquet EG de, Gaudin ES, Bianchi A, Mendilaharsu SA de (1976) Prolonged and monosymptomatic dysphasic status epilepticus. Neurology 26:244-247

Racy A, Osborn MA, Vern BA, Molinari GF (1980) Epileptic aphasia. Arch Neurol 37:419-422

Roger J, Lob H, Tassinari CA (1974) Status epilepticus. In: Vinken PJ, Bruyn GW (eds) Handbook of clinical neurology, Vol 15: The epilepsies. North Holland Publ., Amsterdam, pp 145-188

Schmidt D (1981) Behandlung der Epilepsien. Thieme, Stuttgart

Vernea JJ (1974) Partial status epilepticus with speech arrest. Proc Aust Assoc Neurol 11:223-228

Vollbracht R (1980) Epileptic aphasia (letter). Arch Neurol 37:787

Epilepsia partialis continua (EPC)

Kojewnikow stellte 1884 in einer wissenschaftlichen Veranstaltung 4 Patienten vor, bei denen halbseitig lokalisierte, ununterbrochene klonische Zuckungen auftraten, die sich teilweise ausbreiteten und in generalisierte Krämpfe übergingen. Er bezeichnete dieses Syndrom als „Epilepsia partialis continua“ (Kojewnikow 1895). Unter diesem Begriff wurden in den Folgejahren und -jahrzehnten unterschiedliche Anfallssyndrome zusammengefaßt und definiert:

- Klonische Muskelzuckungen in einigermaßen kurzen, regelmäßigen Abständen, die in rascher Folge auftreten und 1/4 - 1 s dauern. Meist wird nur eine Muskelgruppe erfaßt, eine Ausbreitung auf eine Extremität oder eine Körperseite ist jedoch möglich. Keine Beziehung zur Bewußtseinslage (Juul-Jensen u. Denny-Brown 1966).
- Klonische Zuckungen in einem begrenzten Körpergebiet über längere Zeit bei ungetrübtem Bewußtsein. Dabei können auch Jackson-Anfälle auftreten (Janz 1969).
- EPC im engeren Sinne: Mehr oder weniger rhythmische kontinuierliche Myoklonien in einem unilateralen Körpergebiet, von Jackson-Anfällen begleitet oder im EEG auf der korrespondierenden Seite krampfspezifische Potentiale aufweisend. Es han-

delt sich um pyramidale Myoklonien (Halliday 1967). Meist besteht eine zentrale Mono- oder Hemiparese. Die Zugehörigkeit zum epileptischen Formenkreis ist gesichert (Heckl 1976).

- EPC im weiteren Sinne: Wie auch immer geartete Bewegungen kontinuierlich in einem unilateralen Körpergebiet, ohne Jackson-Anfälle oder korrespondierende epileptiforme Veränderungen im EEG. Eine Zuordnung zu einem bestimmten Krankheitsbild besteht nicht (z.B. Myoklonien bei Hirnstammenzephalitis sind keine EPC). Wahrscheinlich gehört die EPC im weiteren Sinne nicht zum epileptischen Formenkreis (Heckl 1976).
- Status epilepticus mit einfach partiellen somatomotorischen Anfällen. Reguläre oder irreguläre Kloni in einem umschriebenen Körperteil, die mindestens für die Dauer von 1 h und in Intervallen von maximal 10 s auftreten (Thomas et al. 1977).

Als *derzeit gültige Definition* gilt die Einteilung von Bancaud (1984, 1987; Bancaud et al. 1982):

- EPC Typ 1: Spezielle Form der Rolandischen Epilepsie im Erwachsenen- und Kindesalter. Ursächlich sind unterschiedlichste Schädigungen des Motorkortex. Fokal-motorische Anfälle in einem umschreibenen Areal und oft spätes Auftreten von Myoklonien auf derselben Körperseite. Im EEG normale Grundaktivität mit fokalen paroxysmalen Entladungen (Spikes und Slowwaves). Manifestation in jedem Alter möglich, meist symptomatische Genese wie Tumor, vaskuläre ZNS-Erkrankung u.a. Keine Progredienz des Leidens, abgesehen von der Zunahme des Grundleidens.
- EPC Typ 2: Manifestation im Kindesalter oder bei Jugendlichen, meist zwischen dem 6.–10. Lebensjahr. Die Ätiologie ist unbekannt. Es treten fokal-motorische und oft zusätzlich andere epileptische Anfälle auf. Myoklonien manifestieren sich früh im Krankheitsverlauf, meist vor den epileptischen Anfällen oder zur selben Zeit. Die Myoklonien sind initial lokal, breiten sich später aber diffus aus und persistieren im Schlaf. Im Verlauf der Erkrankungen kommt es zu Paresen oder anderen neurologischen Ausfällen sowie zu mentalen Defiziten. Das EEG zeigt eine verlangsamte Grundaktivität, diffus eingelagerte Delta-

Wellen, Multifoci ohne strenge Bindung an die Rolandische Area. Neuroradiologische Untersuchungen zeigten diffuse und progressive Veränderungen des Gehirns.

Ätiologisch scheint der Cortex cerebri nicht allein für die Generierung der EPC verantwortlich zu sein. Es wird vermutet, daß zwischen Kortex und subkortikalen Strukturen ein Erregungskreislauf entsteht, der für die Aufrechterhaltung der EPC verantwortlich ist (Schmalbach u. Steinmann 1955).

Die Ursachen der EPC können vielfältig sein, so etwa Enzephalitiden (u.a. Rasmussen-Syndrom, s. Abb. 13), Neurolues, vaskuläre ZNS-Erkrankungen, demyelinisierende ZNS-Erkrankungen, Hirntraumata, metabolische Erkrankungen, hypoxämische ZNS-Schädigungen, hirnatrophische Prozesse (Chatrian et al. 1964; Davidenkov 1958; Engelhardt 1941; Gupta et al. 1974; Heckl u. Schäfer 1975; Juul-Jensen u. Denny-Brown 1966; Kanter 1953; Lennox 1960; Nemlicher 1953; Orlowski 1896; Plötzl u. Schüller 1910; Spiller u. Martin 1909; Williams 1965; Thomas et al. 1977; Rasmussen 1978; Verhagen et al. 1988). Kasuistisch wurde die Auslösung einer EPC durch eine Zisternographie mit Metrizamide mitgeteilt (Shiozawa et al. 1981). Die EPC kann ebenfalls ein frühes Zeichen einer nonketotischen Hyperglykämie sein (Singh u. Strobos 1980). Auffällig häufig ist die Beteiligung des fronto-parietalen Kortex oder aber diffuse bzw. multilokuläre Läsionen mit Beteiligung subkortikaler Strukturen (Stammganglien, Marklager).

Autoptisch fanden sich pathologische Befunde in der den Myoklonien kontralateralen Hemisphäre. Der Kortex war dabei in gewissem Maße immer betroffen, insbesondere die motorische Area. Mitbetroffen war aber auch das angrenzende Marklager. In nahezu allen Fällen waren Läsionen in tieferen Hirnschichten ipsilateral zur kortikalen Läsion nachweisbar, z.T. auch kontra- oder bilateral (Basalganglien; Thalamus) (Thomas et al. 1977).

Pathophysiologisch wird die epileptische Aktivität vermutlich durch Bremsmechanismen an ihrem Entstehungspunkt durch Umfeldhemmung eingegrenzt, so daß es nicht zu einem „Jacksonian march“ kommt. Wenn diese Bremsvorgänge versagen, treten Grand-mal-Anfälle auf (Niedermeyer 1954). Auch das nahezu kontinuierliche Bestehen motorischer Entäußerungen, das auf eine subkortikale Genese hinweisen könnte, schließt eine kortikale Entstehung nicht aus (Ruf 1950; Magun 1952). Ein Zusammenwirken kortikaler und subkortikaler Herde scheint zumindest in Einzelfällen die EPC zu unterhalten (Spunda 1989). Mittels stereoelektroenzephalographischer Untersuchungen wurde der kortikale Ursprung der EPC nachgewiesen. Spikes im Stereo-EEG und Muskelzuckungen im EMG konnten genau korreliert werden (Bancaud et al. 1967, 1970; Talairach et al. 1974; Halliday 1967; Siegfried u. Bernoulli 1976; Wieser et al. 1978). Kasuistisch untersuchten Kuroiwa et al. (1985) und zuvor Watanabe et al. (1984) die Latenz zwischen einem kortikalen Spike und einer Zuckung im korrespondierenden Körperareal (Fußzeh) bei einem Patienten mit EPC. Die Latenz betrug 32 ms. Die Autoren schreiben transkortikalen Long-loop-Reflexen eine Bedeutung in der Generierung der EPC zu.

Epidemiologische Daten

Es besteht keine Geschlechtspräferenz. Je nach Typ (Bancaud 1 oder 2) besteht eine altersunabhängige oder an Kindes- und Jugendalter gebundene Manifestation (Thoma et al. 1977; Bancaud 1987).

Klinische Symptomatologie

Die Phänomenologie der Bewegungsmuster ist vielgestaltig. Zwei Hauptformen können unterschieden werden:

1) rein myoklonisch, betroffen sind das Gesicht, z.T. zusammen mit dem gleichseitigen Arm, z.T. plus Zunge und Schlundmuskeln. Wechselnder Befall der Flexoren oder Extensoren oder beider gleichzeitig. Frequenz ca. 90/min, Spannbreite 3 - 360/min;
2) komplexere, ausfahrendere Bewegungsabläufe, keine klassische Form von Hyperkinesen, z.T. ausfahrend, schleudernd, ballistisch, choreatisch, choreo-athetotisch (Heckl 1976).

Die Kontraktionsfrezquenz schwankt inter- und intraindividuell zwischen 0,5 und 10 Hz, die Dauer der Kontraktion zwischen 25 und 600 ms (Thomas et al. 1977).

Bewußtseinlage

Das Bewußtsein ist im Regelfall nicht gestört, kann aber leicht ein trüben oder ganz aufgehoben sein, delirante Zustände wurden ebenfalls beschrieben (Omorokow 1927). Die EPC kann auch be den verschiedensten Komaformen persistieren oder sich manife stieren, es wurden Einzelfälle von bis zu 2 Jahren Dauer im Koma beschrieben (Williams 1965).

Nur selten hingegen wurde eine Bewußtlosigkeit bei Jackson-Anfällen berichtet (Leopold 1920; Penfield u. Jasper 1954; Gastaut et al. 1971).

Neurologischer Befund

Meist auffällig in Form von Paresen, Sensibilitätsstörungen, Reflexasymmetrien. Wenn keine progressive Grunderkrankung vorliegt, kommt es in der erfaßten Extremität trotz andauernder Kloni nicht zu Paresen (Thomas et al. 1977).

Verhalten im Schlaf

Die Bewegungsmuster können durch Schlaf nicht unterbrochen werden, vereinzelt wurde jedoch auch ein Sistieren beschrieben (Ossokin 1911; Bonhoeffer 1914; Loiseau et al. 1963; Buser et al. 1971; Botez u. Brossard 1974; Thomas et al. 1977).

Begleitende epileptische Phänomene

Oft treten zusätzlich zu fokal-motorischen Anfällen und Myoklonien weitere epileptische Anfälle auf (bei 65/81 Patienten in einer Untersuchung Heckls 1976). Von 81 untersuchten Fällen waren sekundär generalisierte Grand-mal-Anfälle in 44 Fällen, Jackson-Anfälle in 29 Fällen, vereinzelt Versivanfälle, tonische Hirnstammanfälle bzw. Petit-mal-Anfälle beobachtet worden. Meist treten diese Anfälle erst im späteren Krankheitsverlauf hinzu.

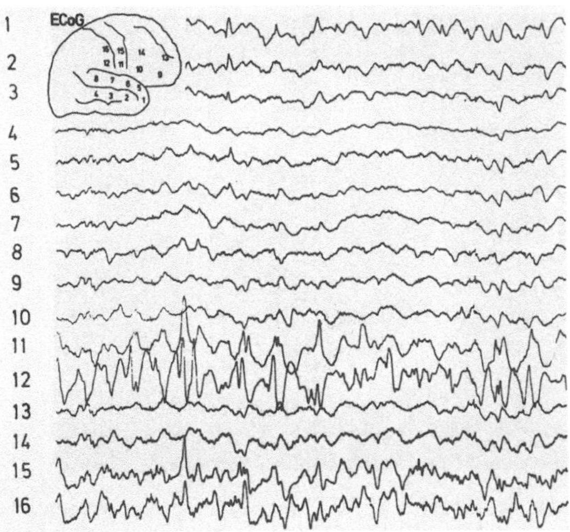

Abb. 13. Elektrokortikogramm einer Patientin mit Rasmussen-Syndrom, das einen Fokus in der rechten Zentralregion zeigt. Im Oberflächen-EEG hatten sich hingegen nur generalisierte frontal betonte Spike-wave-Paroxysmen dargestellt, ohne Nachweis eines umschriebenen Fokus

Die Abb. 13 zeigt das Elektrokortikogramm (ECOG) einer Patientin mit Rasmussen-Syndrom. Bei der jungen Patientin waren im Oberflächen-EEG nur generalisierte, frontal betonte, irreguläre Spike-wave-Paroxysmen ohne sicher zu bestimmenden fokalen Beginn nachweisbar gewesen. Erst das ECOG zeigte einen umschriebenen Spike-Focus in der Zentralregion rechts (Ableitepunkte 11, 12, 15, 16).

Elektroenzephalogramm (EEG)

Ein spezifisches EEG-Muster besteht nicht. Beobachtet wurden Foci (Verlangsamungsherde oder Foci spezifischer Entladungen). Spikes treten teils in Korrelation zu den Myoklonien teils ohne eine solche auf. Rhythmische, scharfe Wellen in Korrelation zu Kloni; generalisierte Spike-wave-Aktivität; temporale Spike-slow-waves in Korrelation zu Kloni; periodisch lateralisierte epileptiforme Ent-

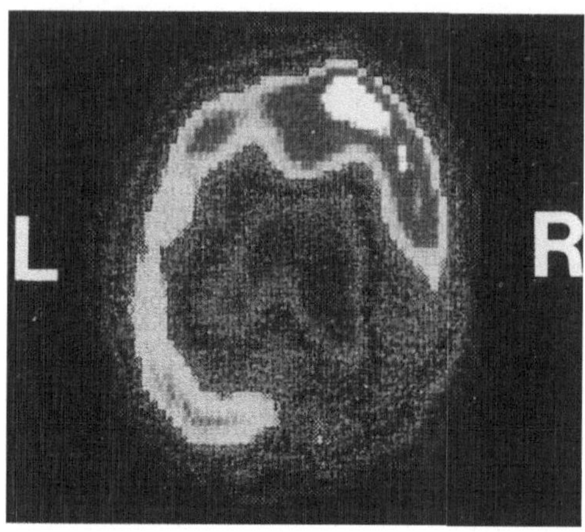

Abb. 14. Iktuales SPECT mit Hyperperfusion rechts bei der in Abb. 13 beschriebenen Patientin. (Abdruck mit freundlicher Genehmigung von Herrn Dr. H. Feistel, Nuklearmedizinische Klinik der Universität Erlangen-Nürnberg)

ladungen mit oder ohne Zusammenhang mit den Kloni; bilaterale Sharp-slow-wave-Komplexe und biookzipitale Delta-Rhythmen wurden neben Normalbefunden (bei 7/245 EEG nach Untersuchungen von Thomas et al. 1977) beschrieben, die selbst elektrokortikographisch in Einzelfällen (Penfield u. Jasper 1954) bestanden (Niedermeyer 1954; Bamberger u. Matthes 1959; Chatrian et al. 1964; Fleck 1940; Girke et al. 1974; Halliday 1967; Heckl u. Schäfer 1975; Juul-Jensen u. Deny-Brown 1966; Kristiansen et al. 1971; Kugelberg u. Widen 1954; Lennox 1960; Schulz u. Stein 1965).

Bereits zuvor konnte mit der nichtinvasiven SPECT-Diagnostik eine fokale Hyperperfusion frontal rechts dargestellt werden (Abb. 14 zeigt den SPECT-Befund in einem Horizontalschnitt).

Verlauf und Prognose

Die EPC dauert Stunden, Tage, Monate oder gar Jahre (bis 18 Jahre), im Mittel 25 Monate (Thomas et al. 1977). Die Prognose ist abhängig von der Grunderkrankung, am schlechtesten bei Enzephalitiden und anderen hirnatrophischen Prozessen. Bei Erkrankungsbeginn im Alter bis 20 Jahre ist die mittlere Lebensdauer höher (27 Monate) als bei Manifestation im höheren Lebensalter (bei Erkrankungen zwischen dem 51. und 70. Lebensjahr mittlere Lebensdauer 13 Monate) (Thomas et al. 1977).

Differentialdiagnose

Der Status epilepticus von Jackson-Anfällen ist nicht identisch mit der EPC. So lassen sich die Myoklonien der EPC im engern Sinne z. T. schon durch Bewegungen, durch die reine Bewegungsintention oder auf andere Weise sensorisch auslösen, dies ist aber beim Jackson-Status ungewöhnlich. Dieser wird durch Manipulation eher gehemmt (Heckl 1976). Bei beiden Erkrankungen kann das interiktuale wie auch iktuale EEG unauffällig sein (Jung 1953).

Die Myoklonusepilepsie Unverricht-Lundborg ist im Gegensatz zur EPC hereditär, beginnt in der Kindheit, die epileptischen Anfälle eilen den Myoklonien zeitlich voraus (Delay et al. 1947).

Therapie

Benzodiazepine können die Anfallsfrequenz der Myoklonien verringern, nach iv Gabe sistieren die Myoklonien für Minuten oder Stunden. Vom geringem oder fehlendem Effekt waren Phenobarbital, Phenytoin, Primidon, Carbamazepin, Acetazolamide, Mephenytoin, Ethosuximid, Corticotropin, Prednison, Lidocain, Pyridoxin und Hydrochloride (Thomas et al. 1977).

Literatur

Bamberger P, Matthes A (1959) Anfälle im Kindesalter. Karger, Basel

Bancaud J (1984) Le syndrome de Kojewnikow (epilepsie partielle continue) chez l'enfant. In: Roger J, Dravet C, Bureau M, Dreifuss F E, Wolf P (eds) Les syndromes epileptiques de l'enfant. John Libbey, London, pp 296–309

Bancaud J (1987) Kojewnikow's Syndrome. In: Roger J, Dravet C, Bureau M, Dreifuss F E, Wolf P (eds) Epileptic syndromes. John Kobbey, London, p 328

Bancaud J, Bonis A, Talairach J, Bordas-Ferrer M, Buser P (1970) Syndrome de Kojewnikow et acces somato-moteurs. Encephale 59:392–438

Bancaud J, Bonis A, Trottier S, Talairach J, Dulac O (1982) L'epilepsie partielle continue: syndrome et maladie. Rev Neurol (Paris) 138:803–814

Bancaud J, Talairach J, Bonis A (1967) Physiopathogenie du syndrome de Kojewnikow. Rev Neurol 117:507

Bonhoeffer K (1914) Chronische Rindenreizung im Facialisgebiet. Zbl Neurol 33:474

Botez M J, Brossard L (1974) Epilepsia partialis continua with well delimited subcortical frontal tumor. Epilepsia 15:39

Buser P, Bancaud J, Bonis A, Talairach J (1971) Etude electrophysiologique d'un syndrome de Kojewnikow. Rev. Neurophysiol 369

Chatrian GE, Shaw E, Plum F (1964) Focal periodic slow transients in epilepsia partialis continua: Clinical and pathological correlations in two cases. Electroencephalogr Clin Neurophysiol 16:387

Davidenkow SN (1958) Über einige Eigentümlichkeiten bei der Kojewnikowschen Epilepsie. Zbl ges Neurol Psychiat 146:84

Delay J, Fischgold H, Pichot P, Verdeau G (1947) L'epilepsie myoclonique de type Unverricht. Etude genetique. Rev Neur 79:430–433

Engelhardt H (1941) Elektroencephalographische Befunde bei Epilepsia partialis continua Kojewnikow. Arch Psychiat 113:491

Fleck U (1940) Neue Beiträge zur Kojewnikowschen Epilepsie. Allg Z Psychiat 115:273

Gastaut H, Courjon J, Poire R, Weber W (1971) Treatment of status epilepticus with a new benzodiazepine more active than diazepam. Epilepsia 12:197

Girke W, Krebs FA, Mintscher D (1974) Behandlung des Status fokaler Anfälle mit einem neuen Benzodiazepin (Ro-6-9098). Z EEG EMG 5:164

Gupta PC, Roy S, Tandon PN (1974) Progressive epilepsy due to chronic persistent encephalitis. J Neurol Sci 22:105

Halliday A M (1967) The electrophysiological study of myoclonus in man. Brain 90:141–162

Heckl R W (1976) Handelt es sich bei der Epilepsia partialis continua (Kojewnikow) um eine einheitliches Syndrom? Nervenarzt 47:369–374

Heckl RW, Schäfer J (1975) Zur Kenntnis der Epilepsia partialis continua (Kojewnikow). Nervenarzt 46:256
Janz D (1969) Die Epilepsien. Thieme, Stuttgart
Jung R (1953) Neurophysiologische Untersuchungsmethoden. In: Bergmann, Frey, Schwiegk (Hrsg) Handbuch der Inneren Medizin, Bd V, Teil 1. Springer, Berlin Göttingen Heidelberg, S 1206–1420
Juul-Jensen P M, Denny-Brown D (1966) Epilepsia partialis continua. Arch Neurol 15:563
Kanter VM (1953) Kojewnikow-Epilepsie und Zeckenencephalitits. Zbl Ges Neurol Psychiat 121:397
Kojewnikow A Y (1895) Eine besondere Form corticaler Epilepsie. Zbl Neurol 14:47
Kristiansen K, Kaada BR, Henriksen GF (1971) Epilepsia partialis continua. Epilepsia 12:263
Kugelberg E, Widen L (1954) Epilepsia partialis continua. Electroencephalogr Clin Neurophysiol 6:503
Kuroiwa Y, Tohgi H, Takahashi A, Kanaya H (1985) Epilepsia partialis continua: Active cortical spike discharges and high cerebral blood flow in the motor cortex and enhanced transcortical long loop reflex. J. Neurol 232:162–166
Lennox WG (1960) Epilepsy and related disorders. Little Brown, Boston
Leopold S (1920) A case showing Jacksonian attacks (status epilepticus) with necropsy. J Nerv Ment Dis 51:151
Loiseau P, Cohadon S, Faure J (1963) Notes on a case of epilepsia partialis continua. Electroencephalogr Clin Neurophysiol 15:905
Magun R (1952) Tierexperimentelle Untersuchungen über die intrakortikale Ausbreitung des fokalen Rindenanfalls. Dtsch Z Nervenheilk 169:181–197
Nemlicher LJ (1953) Kojewnikow-Epilepsie und Zeckenencephalitis. Zbl Ges Neurol Psychiat 121:231
Niedermeyer E (1954) Kasuistischer Beitrag zur Epilepsia partialis continua mit EEG-Untersuchung. Dtsch Z Nervenheilk 171:482–489
Omorokow L (1927) Kojewnikowsche Epilepsie in Sibirien. Z Ges Neurol Psychiat 107:487
Orlowski S (1896) Ein Fall von anhaltender partieller Epilepsie. Epilepsia (Leipz) 12:891
Ossokin N (1911) Ein Fall von Kojewnikowscher Epilepsie. Epilepsia (Leipz) 15:891
Penfield W, Jasper H (1954) Epilepsy and the functional anatomy of human brain. Littel Brown, Boston
Plötzl O, Schüller A (1910) Über letale Hirnschwellung bei Syphilis. Z Ges Neurol Psychiat 3:139
Rasmussen T (1978) Further observations on the syndrome of chronic encephalitis and epilepsy. Appl Neurophysiol 41:1–12
Ruf H (1950) Experimentielle, über Stunden dauernde Verlängerung des Elektrokrampfes durch Sauerstoff und Kreislaufmittel. Nervenarzt 21:109–113

Schmalbach K, Steinmann H W (1955) Bioelektrische Untersuchungen über epileptische Reaktionen. Springer, Berlin Göttingen Heidelberg
Schulz H, Stein J (1965) Elektroenzephalographische Befunde bei einem Fall von Kojewnikow-Epilepsie traumatischer Genese. Psychiat Neurol Med Psychol (Lpz) 17:53
Shiozawa Z, Sasaki H, Ozaki Y, Nakanishi T, Huang Y P (1981) Epilepsia partialis continua following metrizamide cisternography. Ann Neurol 10:400-401
Siegfried J, Bernoulli C (1976) Stereo-electroencephalographic exploration and epilepsia partialis continua. Acta Neurochir (Suppl) 23:183-191
Singh B M, Strobos R J (1980) Epilepsia partialis continua associated with nonketotic hyperglycemia: Clinical and biochemical profile of 21 patients. Ann Neurol 8:155-160
Spiller WG, Martin E (1909) Epilepsia partialis continua occurring in cerebral syphilis. JAMA 52:1921
Spunda C (1989) Morphologische und funktionelle Aspekte der Epilepsia partialis contunua Kojewnikow. Nervenarzt 60:171-174
Talairach J, Bancaud J, Szikla G, Bonis A, Geier S, Verdenne C (1974) Approche nouvelle de la neurochirurgie de l'epilepsie. Neurochirurgie 20 (Suppl 1):1-240
Thomas J E, Reagan T J, Klass D W (1977) Epilepsia partialis continua. A review of 32 cases. Arch Neurol 34:266-275
Verhagen W I M, Renier W O, ter Laak H, Jaspar H H J, Gabreels F J M (1988) Anomalies of the cerebral cortex in a case of epilepsia partialis continua. Epilepsia 29:57-62
Watanabe K, Kuroiwa Y, Toyokura Y (1984) Epilepsia partialis continua. Epileptogenic focus in motor cortex and its participation in transcortical reflexes. Arch Neurol 41:1040-1044
Wieser H G, Graf H P, Bernoulli C, Siegfried J (1978) Quantitative analysis of intracerebral recordings in epilepsia partialis continua. Electroencephalogr Clin Neurophysiol 44:14-22
Williams D (1965) The thalamus and epilepsy. Brain 88:539

Status komplex-partieller Anfälle

Definitorisch versteht man unter einem Status komplex-partieller Anfälle (KPA) einen epileptischen Dämmerzustand, der durch anhaltende psychomotorische Anfälle oder Anfallsfragmente bedingt ist. Die diskontinuierliche Form ist durch klar abgegrenzte Einzelanfälle leichter erkennbar als die kontinuierliche Form. Anfallsrudimente bedingen dabei einen klinisch variablen Zustand mit

Übergängen von der Aura continua bis zur Fugue-epileptique (Wolf et al. 1987).

Als *diagnostische Kriterien* des Status KPA gelten:

- Wiederholtes Auftreten KPA ohne interiktuale Unterbrechung der Bewußtseinsstörung oder ein Dämmerzustand mit Wechsel zwischen fehlender und partieller Reagibilität.
- Iktuale EEG-Muster, einem einzelnen KPA entsprechend.
- Prompt sichtbarer Effekt intravenös verabreichter Antiepileptika auf das EEG und die klinische Symptomatik.
- Uni- oder bitemporaler Fokus im interiktualen EEG.

Epidemiologisch treten Status-KPA in jedem Lebensalter auf (McBride et al. 1981; Silverberg et Amir 1983). Ein Altersgipfel scheint zwischen dem 25. und 35. Lebensjahr zu bestehen. Die Dominanz eines Geschlechts ist nicht mit letzter Sicherheit zu bejahen, wenn auch in einzelnen Untersuchungen Frauen überwogen (van Rossum et al. 1985).

Der Status-KPA gilt als seltenes Ereignis (Gastaut u. Tassinari 1975; Christian 1980). Förster et al. (1969) beobachteten in 10 Jahren 100 Patienten mit Status epileptici, von denen allein 2 temporale iktuale EEG-Entladungen im Sinne von Status-KPA aufwiesen. Zwischen 1956 und 1983 sind insgesamt nur 39 Fälle von Status-KPA publiziert worden. Überwiegend manifestierten sich die Status interkurrent im Verlaufe einer Epilepsie (29 von 37 Fällen), selten hingegen war der Status eine epileptische Erstmanifestation (8 von 37 Fällen) (van Rossum et al. 1985). Der Status-KPA kann jedoch die erste, selten auch wiederholt einzige Manifestationsform einer Epilepsie sein.

Ätiologisch tritt der Status-KPA u.a. im Rahmen einer akuten Hirnerkrankung auf, meist jedoch bei einer bestehenden Epilepsie mit komplex-partiellen Anfällen unterschiedlicher Ätiologie. Als seltene Ursache wurden 2 Fälle nach Myelographie mit Metrizamide im Erwachsenenalter sowie eine Auslösung bei hypotoner Hyperhydratation beschrieben (Russel et al. 1980; Treig u. Druschky 1986).

Die *klinische Manifestation* eines Status KPA kann im Schlaf beginnen und dann vereinzelt sehr diskret verlaufen (Fröscher 1984; Dreyer u. Wehmeyer 1977).

Kontinuierliche können von diskontinuierlichen Formen unterschieden werden. Störungen von Antrieb, Intentionalität, Schlaf und Appetenz prägen die klinische Symptomatik.

Charakteristisch ist eine auffallende Inkohärenz von Motorik, Bewußtsein, Denken und Rapport sowie der phasenhafte Wechsel von Hemmung und dranghafter Antriebssteigerung (Dreyer 1965; Wolf 1970; Gastaut u. Tassinari 1975; Diehl 1982; Treiman u. Delgado-Escueta 1983; Mikati et al. 1985; Profanter 1986; Wolf et al. 1987).

Im Status-KPA ist die Bewußtseinsänderung variabel, die Patienten sind z. T. benommen, verlangsamt, albern, enthemmt, desorientiert. Es besteht eine komplette Amnesie. Einzelne psychopathologische oder neuropsychologische Auffälligkeiten können die klinische Symptomatik bestimmen, wobei die Abgrenzung vom Status einfach-fokaler Anfälle schwierig und in Einzelfällen nur mittels neuropsychologischer Tests möglich ist. So wurden aphasische oder dysphasische Status mit Beeinträchtigung neuropsychologischer Funktionen beschrieben (de Pasquet et al. 1976; Dinner et al. 1981; Sacquegna et al. 1981).

Hervorzuheben bleibt, daß Status-KPA einen Großteil der Formen nonkonvulsiver Status ausmachen (Tomson et al. 1986; Lim et al. 1986).

Die *iktualen elektroenzephalographischen* (EEG) Befunde im Status KPA entsprechen denjenigen einzelner KPA (Ajmone-Marsan u. van Buren 1958; Wieser et al. 1985; Delgado-Escueta u. Walsh 1985). Das EEG-Muster hängt im Einzelfall von der Frequenz der Anfallszyklen und der Dauer des Einzelanfalls ab. In der Regel findet sich zu Beginn eine niedergespannte schnelle Aktivität, gefolgt von rhythmischem Aufbau höheramplitudiger Wellen langsamerer Frequenz (Heintel 1969; Engel et al. 1978; Delgado-Escueta u. Treiman 1987). Im Verlaufe des Anfalls kommt es zu wiederholten Paroxysmen rhythmischer Sharp-waves (betont in den Sphenoidalelektroden), die eine generalisierte langsame Hintergrundaktivität überlagern (Delgado-Escueta et al. 1974). Kontinuierliche Sharp-slow-wave-Entladungen (Behrens 1980; Lugaresi et al. 1971) oder kontinuierliche Spikes, Polyspikes oder Sharp-waves bitemporal (Henriksen 1973; Markand et al. 1978; Mayeux u. Lüders 1978) wurden ebenfalls beschrieben.

Auch *Tiefenelektrodenableitungen* während Status-KPA wurden publiziert (Wieser 1980; Wieser et al. 1985; Williamson et al. 1985). In einem von Wieser (1980) beschriebenen Fall bestanden klinisch Fremdheitsgefühl, Angst und viszerale Symptome, im EEG Entladungen im rechten Hippocampus, die in der Amygdala begannen. Wenn eine Bewußtseinstrübung eintrat, wurden bilateral hippocampale Entladungen verzeichnet. Unter zunehmend monotonen Entladungen rechts hippocampal wurden auch links hippocampal epileptische Entladungen getriggert, klinisch bestand zunehmende Angst und Beendigung eines Gesprächs. Während tonischer Anfallsaktivität schaute der Patient mit starrem Blick und amimischem Gesicht, bewegte die linke Hand zum Herzen und drehte den Kopf leicht nach links.

Interiktual wurden elektroenzephalographisch Spikes, Spike-wave-Komplexe oder Sharp-waves uni- oder bilateral abgeleitet, selte-

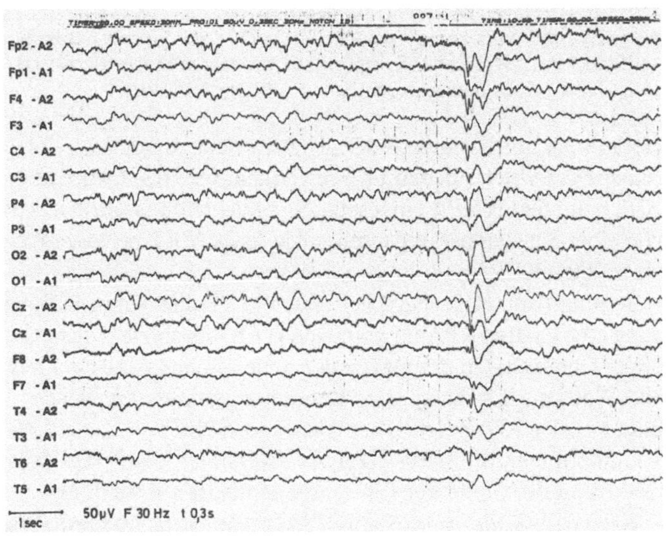

Abb. 15. Iktuales EEG eines 35jährigen Patienten im Status epilepticus komplex-partieller Anfälle. Klinisch bestanden Angstgefühl und Grübelzwang, dabei im EEG Allgemeinveränderung sowie vereinzelte Paroxysmen generalisierter Spike-wave-Komplexe. Nach Therapie mit Clonazepam klang die klinische Symptomatik ab, das EEG, insbesondere auch die Grundaktivität, normalisierte sich

ner temporo-okzipitale Foci. Der iktuale Fokus war in der Regel an derselben Stelle nachzuweisen (Lugaresi et al. 1971; Henriksen 1973; Dreyer u. Wehmeyer 1977; Markand et al. 1978; Mayeux u. Lüders 1978; Behrens 1980; Christian 1980; Ballenger et al. 1983; Shalev u. Amir 1983; Hofmann u. Przuntek 1986; Stone et al. 1986).

Ein 35jähriger Patient, der an einer bekannten symptomatischen Epilepsie mit komplex-partiellen Anfällen litt, wurde in der Klinik aufgenommen, weil er angab, ständig grübeln zu müssen. Er berichtete, daß es ihm nicht gelinge, seine Gedanken unter Kontrolle zu halten und Angstgefühle verspüre, die z. T. so stark seien, daß er aus dem Fenster springen wolle.

Das EEG (Abb. 15) zeigte bei Aufnahme eine leichte Allgemeinveränderung, eingestreute Gruppen rhythmischer Theta-Wellen sowie vereinzelt eingelagerte Gruppen rechtshemisphärisch betonter Sharp-slow-wave-Komplexe. Selten kam es zu motorischen Entäußerungen wie Blinzeln der Augenlider. Nach i. v. Gabe von 2 mg Clonazepam sistierte die beschriebene Symptomatik, das EEG normalisierte sich. Es bestand eine lakunäre Amnesie. Die Kasuistik demonstriert die Variabilität der klinischen Symptomatik komplex-partieller Anfälle, die hier als nonkonvulsiver Status mit psychischer Symptomatik bei einem Patienten auftrat, der sonst KPA mit oralen Automatismen und Nesteln erlitt.

Gerade bei der Diagnostik KPA haben neue *bildgebende Untersuchungsmethoden* an Bedeutung gewonnen, vereinzelt wurden diese auch beim Status-KPA eingesetzt. So berichteten Stone et al. (1986) von einer Signalanhebung temporal links im MRT bei einer Patientin im Status-KPA.

Sammaritano et al. (1985) verfolgten in 3 Fällen ein nach Beendigung eines Status-KPA im kranialen CT beobachtetes fokales zerebrales Ödem am Ort der maximalen epileptischen Aktivität für Tage bis Wochen. Es klang im Beobachtungszeitraum wieder ab. Bauer et al. (1989) beschrieben passagere SPECT-, CT- und MRT-Veränderungen im Status-KPA als reversible Folge eines fokalen Ödems an der Stelle der fokalen epileptischen Entladung.

Nach dem *Sistieren* des Status KPA tritt im Gegensatz zum Absencenstatus eine längere postiktuale Bewußtseinsstörung auf (Dreyer u. Wehmeyer 1977; Gastaut u. Tassinari 1975). Roberts u. Humphrey (1988) beschrieben einen Status-KPA der 7 1/2 Monate andauerte. Sie verwiesen darauf, daß zuvor die maximal beobachtete Dauer eines Status-KPA 4 Wochen (in einem Fall) bzw. 24 h (11 Fälle) betrug.

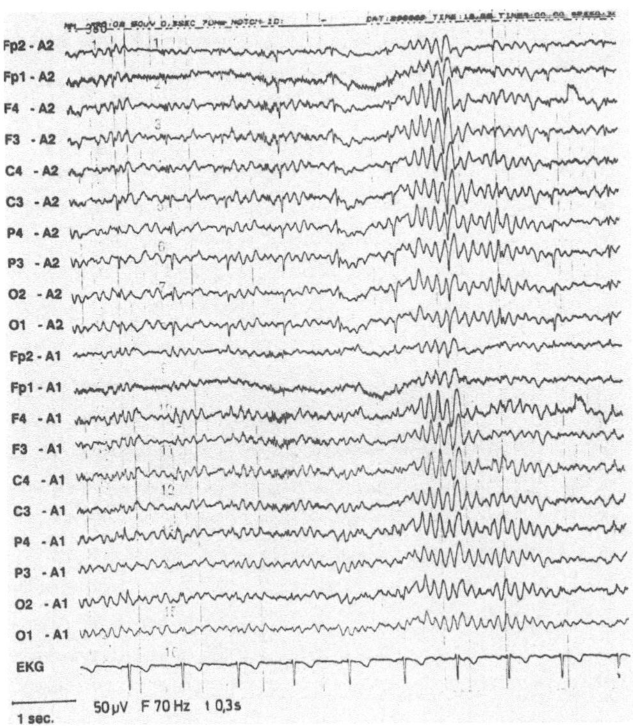

Abb. 16 a, b. Iktuales EEG einer 51jährigen Patientin im Status epilepticus komplex-partieller Anfälle, der einem initialen Grand-mal-Anfall folgte (*a*). Die klinische Symptomatik mit Bewußtseinsstörung, oralen Automatismen und dysphorisch-gereizter Grundstimmung war im EEG von einer leichten Allgemeinveränderung und Theta-Rhythmisierung begleitet (*a*). Nach Behandlung mit Clonazepam normalisierte sich das Befinden der Patientin parallel zum EEG-Befund, der insbesondere eine Beschleunigung der Grundaktivität zeigte (*b*)

Eine 51jährige Patientin erlitt im 44. Lebensjahr einen ersten Grand-mal-Anfall, der von einem Dämmerzustand gefolgt war. Es bestand eine Bewußtseinsstörung mit inadäquaten Handlungen und oralen Automatismen über mehrere Tage. Ähnliche Ereignisse wiederholten sich zweimal im nächsten Jahr. Unter einer antiepileptischen Behandlung mit Phenytoin blieb die Patientin in den nächsten 6 Jahren anfallsfrei. Nach Reduktion der Medikation kam es jedoch zu einem erneuten Status-KPA, wiederum eingeleitet durch einen Grand-mal-Anfall.

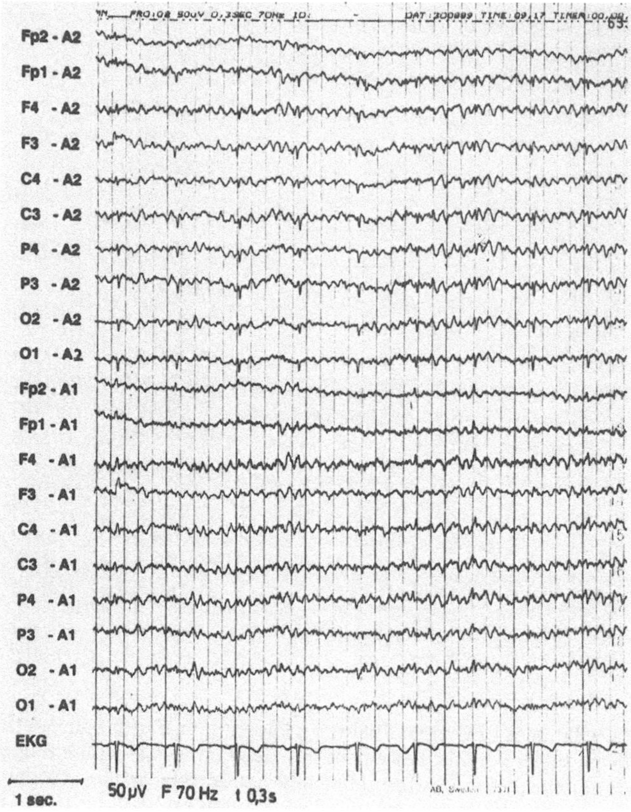

b

Bei der diesmaligen Einweisung in unsere Klinik – 24 h nach Beginn des Status – war die Patientin bewußtseinsgestört, in der Stimmung dysphorisch-gereizt, orale Kauautomatismen konnten beobachtet werden.

Das EEG (Abb. 16 a) zeigte dabei eine leichte bis mäßige Allgemeinveränderung sowie eine gruppierte Theta-Dysrhythmie mit eingelagerten steilen Potentialen, etwas rechts-hemisphärisch betont. Während der EEG-Ableitung traten orale Kauautomatismen auf, die mit einer Theta-Rhythmisierung einhergingen. Nach der Injektion von 2 mg Clonazepam i. v. klang der Verwirrtheitszustand ab. Klinisch bestand eine komplette Amnesie. Stunden später wies das Oberflächen-EEG eine Alpha-Grundaktivität mit leichter diffuser Theta-Dysrhythmie auf (Abb. 16 b).

Die Patientin erlitt somit einen Status-KPA, der durch einen Grand-mal-Anfall eingeleitet wurde, ein durchaus üblicher Beginn (Bauer et al. 1982; Zappoli et al. 1983). Daneben besteht bei der Patientin das Syndrom isolierter Status epileptici, ein Syndrom, das 1971 von Oxbury u. Whitty zusammengefaßt dargestellt worden war.

Im weiteren Verlauf können Status-KPA rezidivieren. Die Manifestation als isoliertes epileptisches Geschehen - einmalig oder wiederholt - ist möglich.

Prognostisch können auch Status KPA irreversible Schäden verursachen, insbesondere in Form von Gedächtnisstörungen (Engel et al. 1978; Treiman et al. 1981; Treiman u. Delgado-Escueta 1983). Diese Beobachtungen werden durch Ergebnisse tierexperimenteller Untersuchungen gestützt, in denen neuronale Schäden als Folge epileptischer Entladungen nachgewiesen werden konnten (Brown u. Babb 1983; Collins et al. 1983; Meldrum 1983; Söderfeldt et al. 1983).

Differentialdiagnostisch müssen Status einfach-partieller Anfälle, Petit-mal-Status und psychogene Anfälle abgegrenzt werden. Die Abgrenzung zum Absencenstatus gelingt mittels EEG. Dieses zeigt im Absencenstatus generalisierte Spike-wave-Komplexe. Bei der Unterscheidung vom Status einfach-partieller Anfälle bleibt die Frage der Bewußtseinsbeeinträchtigung zu beantworten, was vereinzelt nur mittels neuropsychologischer Untersuchungen möglich ist (Helmchen et al. 1969; de Pasquet et al. 1976; McLachlan u. Blume 1980; Racy et al. 1980; Vollbracht 1980; Dinner et al. 1981; Diehl 1982; Delgado-Escueta u. Treiman 1987).

Abzugrenzen sind außerdem andere Ursachen von Verwirrtheit wie postikturale Umdämmerung, Hirninfarkt mit Umdämmerung, Verwirrtheit, assoziiert mit PLEDs, Poriomanie, organische Enzephalopathien, z. B. toxisch-metabolischer und besonders hypoglykämischer Ursache, Alkoholintoxikation oder -delir, transiente ischämische Attacke, transiente globale Amnesie, posttraumatische Amnesie und psychiatrische Syndrome wie Hysterie und Psychose (Treiman u. Delgado-Escueta 1983).

Therapie des Status komplex-partieller Anfälle

Vordringlich in der Therapie komplex-partieller Anfälle ist der Einsatz von Benzodiazepinen und Phenytoin angezeigt. Die Dosierungen entsprechen dabei den Angaben der Initialtherapie des Grand-mal-Status. Eine Phenytoinschnellsättigung mit 750 mg als Infusionskonzentrat ist bei Versagen der Benzodiazepine indiziert (Schmidt 1981). Die Therapie des Status-KPA ist nicht so dringlich, wie diejenige des GM-Status, doch sollte sie nicht als unnötig angesehen werden, da - wie bereits oben ausgeführt wurde - Residualschäden als Statusfolge entstehen können. Daneben besteht die Gefahr eines Übergangs des Status-KPA in einen GM-Status. Vereinzelt wurde daher eine frühzeitige Intubation und Narkosebehandlung dieser Patienten vorgeschlagen (Brinkmann et al. 1989, 1990).

Literatur

Ajmone-Marsan V, Buren JM van (1958) Epileptiform activity in cortical and subcortical structures in the temporal lobe of man. In: Baldwin M, Bailey P (eds) Temporal lobe epilepsy. Thomas, Springfield, Ill, pp 78–108

Ballenger CE, King DW, Gallagher BB (1983) Partial complex status epilepticus. Neurology (Cleveland) 33:1545–1552

Bauer G, Aichner F, Mayr U (1982) Nonconvulsive status epilepticus following generalized tonicclonic seizures. Eur Neurol 21:411–419

Bauer J, Stefan H, Huk WJ et al. (1989) CT, MRI and SPECT neuroimaging in status epilepticus with simple partial and complex partial seizures: case report. J Neurol 236:296–299

Behrens JM (1980) Psychomotor status epilepticus masking as a stroke. Postgrad Med 68:223-226

Brinkmann H-G, Druschky K-F, Bauer J, Erbguth F, Stefan H (1989) Protrahierter Status komplex-partieller Anfälle (Abstract). Aktuel Neuro 16:21

Brinkmann H-G, Bauer J, Druschky K-F, Erbguth F, (1990) Therapie eines protrahierten Status komplex-partieller Anfälle mit Pentobarbitalnorkose. In: Druschky K-F, Erbguth F, Neundörfer B (Hrsg) Schwerpunkte neurologischer Intensivmedizin. Perimed, Erlangen

Brown WJ, Babb TL (1983) Effects of repeated seizures on hippocampal neurons in the cat. In: Delgado-Excueta AV, Wasterlain CG, Treiman DM, Porter RJ (eds) Advances in neurology, Vol 34: Status epilepticus. Raven Press, New York, pp 161–168

Christian W (1980) Statusformen kleiner epileptischer Anfälle. Nervenarzt 51:591-606

Collins RC, Lothman EW, Olney JW (1983) Status epilepticus in the limbic system: Biochemical and pathological changes. In: Delgado-Escueta AV, Wasterlain CG, Treiman DM, Porter RJ (eds) Advances in neurology, Vol 34: Status epilepticus. Ravens Press, New York, pp 277-288

Delgado-Escueta AB, Treiman DM (1987) Focal status epilepticus: modern concepts. In: Lüders H, Lesser RP (eds) Epilepsy: electroclinical syndromes. Springer, Berlin Heidelberg New York Tokyo, pp 347-391

Delgado-Escueta AV, Walsh GO (1985) Type I complex partial seizures of hippocampal origin: Excellent results of anterior lobectomy. Neurology 35:143-154

Delgado-Escueta AV, Boxley J, Stubbs N (1974) Prolonged twilight state and automatisms: a case report. Neurology (Minneap) 24:331-339

Diehl LW (1982) Aktuelle Epileptologie, 2. Aufl. Werk Verlag Dr. Edmund Banaschewski, München-Gräfelfing

Diehl LW (1983) Bemerkungen zur Arbeit: EEG-Muster eines Status psychomotoricus und schizophrenes Syndrom von H. Kick und H.-P. Haack. Nervenarzt 54:607-608

Dinner DS, Lueders H, Lederman R, Gretter TE (1981) Aphasic status epilepticus: a case report. Neurology 31:888-890

Dreyer R (1965) Zur Frage des Status epilepticus mit psychomotorischen Anfällen. Nervenarzt 36:221-223

Dreyer R, Wehmeyer W (1977) Status mit psychomotorischen Anfällen. Beitrag zur klinischen und hirnelektrischen Problematik. Nervenarzt 48:612-620

Engel J, Ludwig BI, Fetell M (1978) Prolonged partial complex status epilepticus: EEG and behavioral observations. Neurology 28:863-869

Förster C, Ross A, Kugler J (1969) Psychomotor status epilepticus (Abstract). EEG Clin Neurophysiol 27:211

Fröscher W (1984) Sleep and prolonged epileptic activity (status epilepticus). In: Degen R, Niedermeyer E (eds) Epilepsy, sleep and sleep deprivation. Elsvier, Amsterdam pp 191-204

Gastaut H, Tassinari CA (1975) Status epilepticus. In: Gastaut H (ed) Handbook of electroencephalography and clinical neurophysiology, Vol 13, Part A. Elsevier, Amsterdam, pp 39-45

Heintel H (1969) Status von tonischen Dämmerattacken. Arch Psychiat Nervenkr 212:117-125

Helmchen H, Hoffmann I, Kanowski S (1969) Dämmerzustand oder Status fokaler sensorischer Anfälle? Nervenarzt 40:389-392

Henriksen GF (1973) Status epilepticus partialis with fear as clinical expression. Epilepsia 14:39-46

Hofmann WE, Przuntek H (1986) Status partieller Anfälle mit komplexer Symptomatologie. Nervenarzt 57:61-63

Lim J, Yagnik P, Schraeder P, Wheeler S (1986) Ictal catatonia as a manifestation of nonconvulsive status epilepticus. J Neurol Neurosurg Psychiatry 49:833-836

Lugaresi E, Pazzaglia P, Tassinari CA (1971) Differentiation of „absence status“ and „temporal lobe status“. Epilepsia 12:77–87
Markand ON, Wheeler GL, Pollack SL (1978) Complex partial status epilepticus (psychomotor status). Neurology 28:189–196
Mayeux R, Lüders H (1978) Complex partial status epilepticus: Report and proposal for diagnostic criteria. Neurology 28:957–961
McBride MC, Dooling EC, Oppenheimer EY (1981) Complex partial status epilepticus in young children. McLanchlan RS, Blume WT (1980) Isolated fear in complex partial status epilepticus. Ann Neurol 8:639–641
Meldrum BS (1983) Metabolic factors during prolonged seizures and their relation to nerve cell death. In: Delgado-Escueta AV, Wasterlain DM, Treiman DM, Porter RJ (eds) Advances in neurology, Vol 34: Status epilepticus. Raven Press, New York, pp 261–275
Mikati MA, Lee WL, DeLong GR (1985) Protracted epileptiform encephalopathy: An unusual form of partial complex status epilepticus. Epilepsia 26:563–571
Oxbury JM, Whitty CWM (1971) The syndrome of isolated epileptic status. J Neurol Neurosurg Psychiatry 34:182–184
Pasquet ED de, Gaudin ES, Bianchi A (1976) Prolonged and monosymptomatic dysphasic status epilepticus. Neurology (Minneap) 26:244–247
Profanter M (1986) Bemerkungen zur Arbeit von WE Hofmann und H. Przuntek: Status partieller Anfälle mit komplexer Symptomatologie. Nervenarzt 57:677
Racy A, Osborn MA, Vern BA, Vern BA, Molinari GF (1980) Epileptic aphasia. First onset of prolonged monosymptomatic status epilepticus in adults. Arch Neurol 37:419–422
Roberts MA, Humphrey RPD (1988) Prolonged complex partial status epilepticus: a case report (letter). J Neurol Neurosurg Psychiatry 51:586–592
Rossum J van, Groeneveld-Ockhuysen AAW, Aarts RJHM (1985) Psychomotor status. Arch Neurol 42:989–993
Russell D, Anke IM, Nyberg-Hansen R, Slettnes O, Sortland O, Verger T (1980) Complex partial status epilepticus following myelography with metrizamide.
Ann Neurol 8:325–327
Sammaritano M, Andermann F, Melanson D, Pappius HM, Camfield P, Aicardie J, Sherwin A (1985) Prolonged focal cerebral edema associated with partial status epilepticus. Epilepsia 26:334–339
Sacquegna T, Pazzaglia P, Baldrati A, De Carolis P, Gallassi R, Maccheroni M (1981) Status epilepticus with cognitive symptomatology in a patient with partial complex epilepsy. Eur Neurol 20:319–325
Schmidt D (1981) Behandlung der Epilepsien. Thieme, Stuttgart
Shalev RS, Amir N (1983) Complex partial status epilepticus. Arch Neurol 40:90–92
Söderfeldt B, Kalimo H, Olsson Y, Siesjö B (1983) Histopathological changes in the rat brain during bicuculline induced status epilepticus. In: Delgado-Escueta AV, Wasterlain CG, Treiman DM, Porter RJ (eds) Advan-

ces in neurology, Vol 34: Status epilepticus. Raven Press, New York, pp 169-175

Stone JL, Hughes JR, Barr A, Tan W, Russell E, Crowell RM (1986) Neuroradiological and electroencephalographic features in an case of temporal lobe status epilepticus. Neurosurgery 18:212-216

Tomson T, Svanborg E, Wedlund J-E (1986) Nonconvulsive status epilepticus: high incidence of complex partial status. Epilepsia 27:276-285

Treig T, Druschky K-F (1986) Akute Wasserintoxikation unter dem Bild des Status psychomotoricus. Aktuel Neurol 13:XVI

Treiman DM, Delgado-Escueta AV (1983) Complex partial status epilepticus. In: Delgado-Escueta AV, Wasterlain CG, Treiman DM, Porter RJ (eds) Advances in neurology, Vol 34: Status epilepticus. Raven Press, New York, pp 69-81

Treiman DM, Delgado-Escueta AV, Clark MA (1981) Impairmant of memory following prolonged complex partial status epilepticus (abstract) Neurology (Minneap) 31:109

Vollbracht R (1980) Epileptic aphasia (letter). Arch Neurol 37:787

Wieser HG (1980) Temporal lobe or psychomotor status epilepticus. A case report. Electroencephalogr Neurophysiol 48:558-572

Wieser HG, Hailemariam S, Regard M, Randis T (1985) Unilateral limbic epileptic status activity: Stereo EEG, behavioural and cognitive date. Epilepsia 26:19-29

Williamson PD, Spencer DD, Spencer SS, Novelly RA, Mattson RH (1985) Complex partial status epilepticus: A depth electrode study. Ann Neurol 13:52-60

Wolf P (1970) Zur Klinik und Psychopathologie des Status psychomotoricus. Nervenarzt 41:603-610

Wolf P, Wagner G, Amelung F (Hrsg) (1987) Anfallskrankheiten. Springer, Berlin Heidelberg New York Tokyo

Zappoli R, Zaccara G, Rossi L, Arnetoli G, Amantini A (1983) Combined partial temporal and secondary generalized status epilepticus. Eur Neurol 22:192-204

Status myoklonisch-astatischer Anfälle

Epidemiologisch kommt es im Verlaufe von Epilepsien mit myoklonisch-astatischen Anfällen häufiger zur Manifestation von Status epileptici als bei allen anderen Epilepsien (Christian 1980). Epilepsien mit myoklonisch-astatischen Anfällen treten initial im Kindesalter auf (7. Lebensmonat - 6. Lebensjahr). Jungen sind häufiger als Mädchen betroffen.

Klinisch beinhalten myoklonisch-astatische Anfälle astatische (atonische) Anfallsymptome (Kopfnicken; Einknicken der Knie; Sturz) in Kombination mit bilateralen Myoklonien, besonders der oberen Extremitäten. Im Status kommt es zu myoklonischen Einzelzuckungen sowie kurzen rhythmischen Zuckungsserien. Es treten symmetrisch synchrone Myoklonien, besonders im Gesicht und an den Armen, mit Jaktationen auf. Eine Bewußtseinstrübung kann fehlen oder ist oft nur gering ausgeprägt. Apathie, Bewegungsarmut, Antriebslosigkeit, Nickbewegungen und Einknicken des Kopfes können hinzutreten.

Kruse (1968) definierte Petit-mal-Status im Rahmen von Epilepsien mit myoklonisch-astatischen Anfällen beim Bestehen vom Myoklonien für mehr als 30 min und/oder dem Auftreten von mindestens 2 kleinen Anfällen mit interiktual gestörtem Bewußtsein (Dämmerzustand).

4 *Statustypen* können unterschieden werden:

1) Myoklonischer Petit-mal-Status. Es treten ausschließlich oder vorherrschend Myoklonien mit fluktuierender Intensität auf. Bevorzugte Lokalisation an Gesicht und Armen. Die Myoklonien sind symmetrisch-synchron als Einzelzuckungen oder in rhythmischen Serien zu beobachten. Klinisch kommt es dabei zu Armbewegungen (Hochreißen, Auseinanderfalten der Arme). Bei milden Formen sind die Beine kaum betroffen, das Gehen ist möglich, Stürze sind selten. Das Bewußtsein ist teils nicht, teils gering beeinträchtigt. Vegetative Erscheinungen wie Frieren und Schweißausbruch sind möglich. Der Status klingt meist mit einem Grand-mal-Anfall aus.
2) Astatischer Petit-mal-Status. Die Myoklonien treten in der klinischen Symptomatik in den Hintergrund, sind jedoch auch hier nachzuweisen. Sie sind oft eher spürbar als sichtbar. Die klinische Symptomatik wirkt somit blande. Die Bewußtseinsstörung ist gering, meist kaum faßbar, kann aber auch deutlich ausgeprägt sein und in apathischem Verhalten mit schlaffen Gesichtszügen ihren Ausdruck finden. Die Patienten verweigern dabei das Essen, Kau- und Schluckstörungen treten auf, ähnlich einer Pseudobulbärparalyse.
3) Myoklonisch-astatischer Petit-mal-Status. Es besteht eine Kom-

bination astatischer und atonischer Symptome mit ständigen Myoklonien.
4) Status tonischer Anfälle mit häufigen, 3min auftretenden generalisiert tonischen Anfällen (Gastaut et al. 1966; Kruse 1968).

Elektroenzephalographische (EEG) Befunde im Status entsprechen dem EEG-Muster bei einzelnen myoklonisch-astatischen Anfällen. Generalisierte Sharp-slow-wave-Komplexe und/oder langsame bzw. irreguläre Spike-wave-Komplexe treten mehr oder weniger kontinuierlich auf. Eine Hypsarrhythmie kann nachweisbar sein. Symmetrische Myoklonien gehen im EEG mit hochamplitudigen Spitzenpotentialen einher. Diese können aber bei klinisch milder Symptomatik auch fehlen und durch ein krampfpotentialarmes Spike-wave-Variantmuster ersetzt sein. Die Grundaktivität ist mittelschwer bis schwer allgemeinverändert. Das EEG-Muster kann sich im Verlaufe des Status ändern und zwischen Spike-wave-Variant und irregulären Spike-wave-Paroxysmen alternieren (Kruse 1968; Christian 1980).

Die *Dauer* der Status beträgt Stunden, sie werden meist durch einen Grand-mal-Anfall oder eine Grand-mal-Serie beendet.

Rezidive sind relativ häufig (Christian 1980).

Die *Prognose* ist fraglich. Insbesonder intellektuelle Einbußen können auftreten. Völzke u. Doose (1979) verfolgten die mentale Entwicklung von 117 Kindern mit myoklonisch-astatischem Petit mal. Von 95 Patienten, deren intellektuelle Leistungsfähigkeit vor Beginn der Erkrankung normal war, entwickelten 50% eine Demenz, wobei eine höhere Inzidenz bei solchen Patienten bestand, die einen Petit-mal-Status erlitten.

Therapeutisch ist Diazepam (i. v.) das Mittel der ersten Wahl, gefolgt von „Tridione". Einen schlechteren Effekt wiesen Phenobarbital und Phenytoin auf. ACTH, Kortikosteroide und evtl. Diamox wurden ebenfalls angewendet (Kruse 1968).

Literatur

Christian W (1980) Statusformen kleiner epileptischer Anfälle. Nervenarzt 51:591–606

Gastaut H, Roger J, Soularyol R, Tassinari CA, Regis H, Dravet C (1966) Childhood epileptic encephalopathy with diffuse slow spike-waves (otherwise known as „petit mal variant“ or Lennox syndrome). Epilepsia 7:139

Kruse R (1968) Das myoklonisch-astatische Petit mal. Springer, Berlin Heidelberg New York Tokyo

Völzke E, Doose H (1979) Petit mal status and dementia (abstract). Epilepsia 20:183

Absencenstatus

Epidemiologisch sind Absencenstatus in allen Lebensaltern anzutreffen, der *typische* Absencenstatus tritt im Erwachsenenalter häufiger als bei Kindern auf (Shev 1964; Thomson u. Greenhouse 1968; Andermann u. Ropp 1972; Kruse 1976; von Gall et al. 1978; Porter u. Penry 1983; Rothner u. Morris 1987). Sogar die Erstmanifestation einer Epilepsie im Erwachsenenalter in Form eines Absencenstatus wurde beschrieben (Goldman et al. 1981). Frauen scheinen bevorzugt betroffen zu sein, etwa im Verhältnis 6:4 (Andermann u. Ropp 1972; Kruse 1976; Wolf et al. 1987). Bei *typischen* Absencenstatus soll es erst im Erwachsenalter eine Dominanz des weiblichen Geschlechtes geben, nicht aber im Kindesalter (Kruse 1976).

Die *Manifestation* der Absencenstatus ist meist interkurrent, d. h. im Verlauf einer Epilepsie, seltener ein initiales epileptisches Ereignis (15 %). Die interkurrente Manifestation kann um Jahrzehnte dem Auftreten epileptischer Einzelanfälle folgen, in der Regel 3 bis 10 Jahre später (Kruse 1976; Christian 1980; Porter u. Penry 1983). Die *Inzidenz* des Absencenstatus liegt bei Patienten, die an einer idiopathischen Absencenepilepsie leiden, bei 2–10 % (typische Absencenstatus), bei Patienten mit myoklonisch-astatischem Petit mal bei 30 % (atypische Absencenstatus).

Als *Auslösefaktoren* für Absencenstatus gelten Hyperventilation, Photostimulation, Reduktion der Antiepileptika, Metrazolaktivation, emotionale Belastung, Anspannung, Ärger, Aufregung, Alkohol, Bagatelltraumata, Menstruation und Störung des Schlaf-Wach-Zyklus (Andermann u. Ropp 1972; Christian 1980; Porter u. Penry 1983). Typische Absencenstatus können in den Vigilanzschwankungsphasen ausgelöst werden. Über einen Lidschluß-induzierten Spike-wave-Status haben Stefan u. Penin (1985) berichtet. In 2/3 der Fälle jedoch findet sich kein spezieller Grund für das Auftreten eines Absencenstatus (Tassinari et al. 1972).

Ätiologisch liegen Absencenstatus in aller Regel idiopathische Absencen- und /oder Grand-mal-Epilepsien zugrund (Kruse 1976). Status atypischer Absencen konnten bei einem Patienten mit symptomatischen Grand-mal-Anfällen beobachten werden (Karbowski et al. 1977). Selten sind Absencenstatus Komplikationen von Erkrankungen bei zuvor gesunden Personen, so etwa durch eine Myelographie mit Metrizamide (Vollmer et al. 1985; Obeid et al. 1988) oder durch eine hypochlorämische/hypokaliämische Alkalose (Schmid et al. 1987).

Symptomatologisch lassen sich diskontinuierliche von kontinuierlichen Statusformen trennen. Der Absencenstatus beginnt meist spontan, evtl. durch bestimmte Auslösefaktoren mitbedingt, vereinzelt tritt er nach der Manifestation eines Grand-mal-Anfalles auf. Absencenstatus können sich als Status einfacher, komplexer oder atypischer Absencen manifestieren. Klinisch besteht ein Dämmer- oder Verwirrtheitszustand mit Bewußtseinsstörung bis hin zum Stupor. Ein Schwanken der Bewußtseinslage kann zu einer lakunären Amnesie führen. Inadäquate Handlungen und Antriebsminderung, Automatismen wie Essen, Trinken, Ankleiden und Umherlaufen können auftreten, bei Status komplexer Absencen Myoklonien und/oder motorische Automatismen bis hin zur Poriomanie. Die klinisch variable Symptomatik kann ferner in verbalen und motorischen Perseverationen, Sprachverarmung, monosylabischen Antworten, unangebrachtem oder infantilem Verhalten, Inkontinenz, Halluzinationen u. a. bestehen (Niedermeyer u. Khalifeh 1965; Andermann u. Ropp 1872; Kruse 1976; Christian 1980; Doose 1981; Heintel 1981; Porter u. Penry 1983; Rothner u. Morris 1987).

In Einzelfällen gelingt nur mittels neuropsychologischer Testung der Nachweis einer Bewußtseinsstörung und damit eine Abgrenzung von Status einfach-partieller Anfälle (Fincham et al. 1979). Auch „dement" kann ein Patient im Absencenstatus wirken, der damit als nonkonvulsiver Status erscheint und sich oft lange Zeit der richtigen Diagnose und Behandlung entzieht (Nightingale

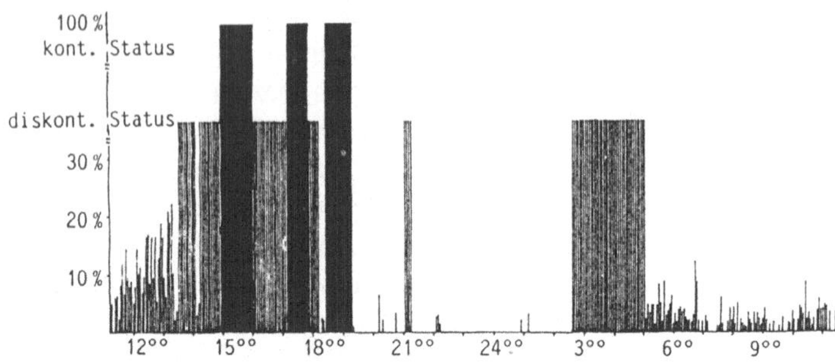

Abb. 17. Diurnale Verteilung generalisierter Spike-wave-Paroxysmen während eines diskontinuierlichen Absencenstatus. Quantifizierung mittels mobilem Langzeit-EEG

u. Welch 1982). Raritäten, wie eine kompulsive Masturbation als klinisches Korrelat eines Absencenstatus, wurden beschrieben (Jacombe u. Risko 1983).

Die *Dauer* eines Absencenstatus kann Minuten bis Tage oder gar Wochen betragen. Selbst monatelange Status kommen vor und wurden insbesondere bei Kindern beobachtet (Kellaway u. Chao 1955; Andermann u. Ropp 1972; Christian 1980). Durch exogene Reize kann der Absencenstatus teilweise unterbrochen werden (Christian 1980). Er mündet meist in einen Schlaf oder endet abrupt, selten kommt es final zur Manifestation eines Grand-mal-Anfalles.

Die Abb. 17 zeigt die tageszeitliche Verteilung generalisierter Spike-wave-Paroxysmen während eines diskontinuierlichen Absencenstatus. Diskontinuierliche (schraffiert; mehr als 33 % Spike-wave-Entladungen pro Zeiteinheit) und kontinuierliche (schwarz) Entladungen wechseln während der 24stündigen Langzeit-EEG-Ableitung im Tagesverlauf.

Elektroenzephalographisch (EEG) treten generalisierte um 3 s dauernde Spike-wave-Paroxysmen in Erscheinung, die jedoch bezüglich Frequenz und Ausbildung variieren können. So kann ihre Frequenz 2,5 s oder 3,5–4 s betragen, es können Poly-spike-wave-Potentiale auftreten, die Generalisierung kann unvollständig sein. Die regulären 3-s-Spike-wave-Paroxysmen dominieren jedoch, insbesondere beim typischen Absencenstatus. Besser als an der klinischen Symptomatik können mittels EEG diskontinuierliche von kontinuierlichen Statusformen unterschieden werden. Bei primär diskontinuierlichen Status dauern die EEG-Paroxysmen 4–8 s, während die Pausen 1–3 s betragen. Pausen zwischen den spezifischen Entladungen können auch bei den kontinuierlichen Status spontan oder nach exogenen Reizen auftreten, sind jedoch so kurz, daß sie die psychopathologische Symptomatik nicht beeinflussen (Kruse 1976; Gastaut u. Tassinari 1975; Christian 1980; Porter u. Penry 1983; Rothner u. Morris 1987).

Nach Gastaut u. Tassinari (1975) lassen sich die EEG-Befunde beim Absencenstatus in 4 Formen aufteilen:

- kontinuierliche rhythmische Spike-wave- oder Poly-spike-wave-Entladungen mit einer Frequenz von 3 s, seltener mit einer Frequenz von 1 s (40 % der Fälle).
- Intermittierende Ausbrüche rhythmischer Spike-wave- oder Poly-spike-wave-Entladungen mit einer Frequenz von 3 s oder geringer, die einer normalen oder verschieden stark verlangsamten Hintergrundaktivität überlagert sind (30 % der Fälle).
- Arrhythmische Spike-wave- oder Poly-spike-wave-Entladungen (15 % der Fälle).
- Diffuse Theta/Delta-Hintergrundaktivität, z. T. frontal betont, seltener okzipital dominierend, überlagert von Ausbrüchen schneller Aktivität mit 10–20/s-Wellen sowie gelegentlich Ausbrüchen von Spike-wave oder Poly-spike-wave-Komplexen.

Ganz vereinzelt treten generalisiert 10–20/s-Spikes auf (Lennox u. Lennox 1960; Rennik et al. 1966).

Ein Wechsel zwischen den beschriebenen EEG-Mustern tritt selten auf. Eine fixe Korrelation zwischen EEG-Befund und klinischer Symptomatik besteht nicht. Der synchronisierte Schlaf fragmentiert die kontinuierlichen EEG-Entladungen, es kommt dabei zu Ausbrüchen von Polyspikes oder Poly-spike-wave-Komplexen (Patry et al. 1971).

Die *Prognose* des Absencenstatus wird unterschiedlich beurteilt. Er gilt im Erwachsenenalter als häufig therapieresistent (Porter u. Penry 1983), oder wird andererseits als prognostisch günstig beurteilt (Rothner u. Morris 1987). Häufige Rezidive und spontane –

nichtprovozierte - Manifestationen verschlechtern die Prognose (Kruse 1976).

Absencenstatus können in *Folgeschäden* wie Demenz oder in ein hirnorganisches Psychosyndrom münden (Kruse 1976), andererseits über Monate folgenlos bestehen (Kellaway u. Chao 1955; Rothner u. Morris 1987).

Differentialdiagnostisch ist insbesondere der Status komplex-partieller Anfälle abzugrenzen, der im Gegensatz zu Absencenstatus meist temporale Theta-, Sharp-wave- oder -Spike-Aktivität im EEG aufweist, z. T. aber auch elektroenzephalographisch unauffällig bleiben kann. Schwer klassifizierbare Fälle waren immer wieder Gegenstand publizistischer Erörterungen (Tucker u. Forster 1950; Karbowski et al. 1977; Niedermeyer et al. 1979).

Therapie des Absencenstatus

Die Therapie der Wahl besteht in der intravenösen Injektion (möglichst unter Video-EEG-Kontrolle) von Benzodiazepinen, Diazepam (10-20 mg im Erwachsenenalter, 2-5 mg bei Säuglingen, 5-10 mg bei Schulkindern), Clonazepam (2-4 mg bei Erwachsenen, 0,5-1 mg bei Säuglingen und Kleinkindern, 1-2 mg bei Schulkindern) oder Lorazepam (4-8 mg bei Erwachsenen). Auch die orale Gabe von Clobazepam wurde in einzelnen Fällen als wirksam beschrieben (Tinuper et al. 1986). Valproat und Ethosuximid, die Pharmaka der Wahl für eine Langzeitbehandlung, stehen nicht zur parenteralen Injektion zur Verfügung (Waltregnay und Dargent 1975, 1976).

Zusammenfassend gilt, daß Diazepam bei initialer Gabe in etwa die Hälfte der Petit-mal-Status unterbricht, in einem weiteren Viertel sistiert der Status nach wiederholter Injektion. Rezidive innerhalb der nächsten Tage sind nicht selten. Bei Versagen einer Diazepamtherapie kann in Einzelfällen Clonazepam erfolgreich sein. Clonazepam unterbricht bei Initialtherapie einen Petit-mal-Status in 3/4 der Fälle (Schmidt 1981).

Beim Petit-mal-Status stellen, anders als beim Grand-mal-Status, Phenytoin und Clomethiazol nur Medikamente der weiteren Wahl dar.

Literatur

Andermann F, Ropp JP (1972) Absence status. A reappraisal following a review of 38 patients. Epilepsia (Amst) 13:177–187

Christian W (1980) Statusformen kleiner epileptischer Anfälle. Nervenarzt 51:591–606

Doose H (1981) Status kleiner generalisierter Anfälle. In: Hopf HC, Poeck K, Schliack H (Hrsg) Neurologie in Klinik und Praxis. Thieme, Stuttgart

Fincham RW, Yamada T, Schottelius DD, Hayreh SMS, Damasio A (1979) Electroencephalographic absence status with minimal behaviour change. Arch Neurol 36:176–178

Fröscher W (1984) Sleep and prolonged epileptic activity (status epilepticus). In: Degen R, Niedermeyer R (eds) Epilepsy, sleep and sleep deprivation. Elsevier, Amsterdam, pp. 191–205

Gall M von, Scollo-Lavizzari G, Becker H (1978) Absence status in the adult. Eur Neurol 17:121–128

Gastaut H, Tassinari CA (1975) Epilepsies. In: Remond A (ed) Handbook of electroencephalography and clinical neurophysiology, Vol 13, Part A. Elsevier, Amsterdam, pp 39–45

Goldman JW, Glastein G, Adams AH (1981) Adult onset absence status: A report of six cases. Clin EEG 12:199–204

Heintel H (1981) Epileptische Staten. In: Hopf H C, Poeck K, Schliack H (Hrsg) Neurologie in Praxis und Klinik, B II. Thieme, Stuttgart, S 6.44–6.51

Jacombe, DE, Risko MS (1983) Absence status manifested by compulsive masturbation. Arch Neurol 40:523–524

Karbowski K, Robert F, Fierz L (1977) Atypischer Petit-mal-Status. Nervenarzt 48:96–98

Kellaway P, Chao D (1955) Prolonged status epilepticus in petit mal. The Eastern association of electroencephalographers. Society proceedings. Electroencephalogr Clin Neurophysiol 7:145

Kruse R (1976) Absencen-Status (typische Formen). Aktuel Neurol 3:155–170

Lennox WG, Lennox MA (1960) Epilepsy and related disorderes, Vol I and II. Churchill, London p 1168

Niedermeyer E, Khalifeh R (1965) Petit mal status („spike-wave-stupor"). Epilepsia 6:250–262

Niedermeyer E, Fineyre F, Ricey T (1979) Absence status (Petit-mal-Status) with focal characteristics. Arch Neurol 36:417-421

Nightingale S, Welch JL (1982) Psychometric assessment in absence status. Arch Neurol 39:516–519

Obeid T, Yaqub B, Chrysostomos P, Al-Jassar S, Shabaan A, Nour El-Din H (1988) Absence status epilepticus with computet tomographic brain changes following metrizamide myelography. Ann Neurol 24:582–584

Patry G, Lyagoubi S, Tassinari CA (1971) Subclinical „electrical status epilepticus" induced by sleep in children. Arch Neurol 24:242-252
Porter RJ, Penry JK (1983) Petit-mal-Status. In: Delgado-Escueta AV, Wasterlain CG, Treiman, Porter RJ (eds) Advances of neurology, Vol 34: Status epilepticus. Raven Press, New York, pp 61-67
Rennik M, Perez-Borja C, Rodin EA (1966) Transient mental deficits associated with recurrent prolonged epileptic clouded states. Epilepsia (Amst) 7:261-270
Rothner AD, Morris III HH (1987) Generalized status epilepticus. In: Lüders H, Lesser RP (eds) Epilepsy: electroclinical syndromes. Springer, Berlin Heidelberg New York Tokyo, pp 207-222
Schmidt D (1981) Behandlung der Epilepsien. Thieme, Stuttgart
Schmid E, Dennig D, Bosch W (1987) Isolierter Petit-mal-Status im 48. Lebensjahr bei hypochlorämischer hypokaliämischer Alkalose. Nervenarzt 58:184-186
Shev EE (1964) Syndrome of petit mal status in the adult. Electroencephalogr Clin Neurophysiol 17:466
Stefan H, Penin H (1985) Eye closure induced eyelid flutter seizures and epileptic minor status. 16th Epilepsy International Congress, Hamburg, Sept. 6-9, 1985
Thompson SW, Greenhouse AH (1968) Petit-mal-Status in adults. Ann Intern Med 68:1271-1279
Tinuper P, Aguglia U, Gastaut H (1986) Use of clobazam in certain forms of status epilepticus and in startle-induced epileptic seizures. Epilepsia 27 (Suppl 1):S 18-S 26
Tucker WM, Forster FM (1950) Petit mal epilepsy occurring in status. Arch Neurol Psychiatry 64:823-827
Vollmer ME, Weiss H, Beauland C, Krumholz A (1985) Prolonged confusion due to absence status following metrizamide myelography. Arch Neurol 42:1005-1008
Waltregnay A, Dargent J (1975) Preliminary study of parenteral lorazepam in status epilepticus. Acta Neurol Belg 75:219-229
Waltregnay A, Dargent J (1976) Preliminary report: Parenteral lorazepam in induced epileptic staes in man. Acta Neurol Belg 76:173-179
Wolf P, Wagner G, Amelung F (Hrsg) (1987) Anfallskrankheiten. Springer, Berlin Heidelberg New York Tokyo

Impulsiv-Petit-mal-Status (IPM)

Epidemiologisch gilt der IPM-Status als seltenes Ereignis (Christian 1980).

Ätiologisch liegt dem Leiden eine idiopathische Epilepsie zugrunde.

Klinisch bestehen ungerichtete, heftige ausfahrende Bewegungen der Extremitäten ohne nennenswerte Bewußtseinseinschränkung. Im Gegensatz zum einzelnen IPM-Anfall mit bilateral synchronen Zuckungen kommt es im Status zu einem Chaos von Jaktationen unter Einbeziehung von Schultern, Armen, Rumpf, Beinen und Zwerchfell. Die Myoklonien können im Verlauf des Status abnehmen. Als vegetative Erscheinungen können Hyperhidrosis und Tachykardie hinzutreten (Christian 1980).

Grüneberg u. Helmchen (1969) berichteten ausführlich von einem Patienten im IPM-Status. Es traten kurze, ruckartige Zuckungen einzelner Muskeln und Muskelabschnitte an Lidern, Hals und Extremitäten auf. Der Patient wurde zunehmend schwerbesinnlich und konzentrationsgestört, verlor aber nicht das Bewußtsein. Nach 8 h wurde der Status zunächst durch einen Grand-mal-Anfall beendet, entfachte nach 1 h erneut und klang nach einem zweiten Grand-mal-Anfall über viele Stunden ab.

Im *EEG* zeigen sich intermittierende oder annähernd pausenlose generalisierte Slow-wave-Komplexe mit der Tendenz zur Gruppierung (Christian 1980; Grüneberg u. Helmchen 1969).

Literatur

Christian W (1980) Statusformen kleiner epileptischer Anfälle, Nervenarzt 51:591–606

Grüneberg F, Helmchen H (1969) Impulsiv-Petit-mal-Status und paranoide Psychose. Nervenarzt 40:381–385

Status myoclonicus

Definitorisch sind Myoklonien vielgestaltige, ätiologisch uneinheitliche motorische Phänomene in Form schneller singulärer oder wiederholter Zuckungen eines Muskels oder von Muskelgruppen, mit oder ohne Bewegungseffekt.

Myoklonien können sich im Rahmen einer Epilepsie *manifestieren*, aber auch unabhängig davon in Erscheinung treten. Eine Zuordnung als zur Epilepsie gehörig gelingt leicht, wenn zusätzlich epileptische Anfälle auftreten oder charakteristische EEG-Muster nachgewiesen werden können.

In Intensität, Verlauf und Verteilung (fokal oder generalisiert) lassen sich die Myoklonien voneinander unterscheiden. Die *Symptomatik* reicht von Myoklonien ohne Bewegungseffekt, z. T. nur mittels EMG erfaßbar, über Formen milder Myoklonien mit geringem Bewegungseffekt, meist an Lidern oder Kinn ablaufend, bis zu schweren Myoklonien. Diese erfassen die proximale Muskulatur und führen zu ausfahrenden Bewegungen, wie etwa bei Impulsiv-Petit-mal-Anfällen (Penin u. Stefan 1979; Brody u. Wilkins 1968; Kick et al. 1986; Shibasaki et al. 1988; Hery et al. 1988; May u. White 1968; Leopold 1985; Fahn et al. 1986).

Alle Myoklonieformen neigen zum gehäuften, repetitiven oder anhaltenden Auftreten im Sinne eines Status myoclonicus. Als Symptom progressiver Myoklonusepilepsien können sie über Jahre bestehen.

Myoklonien können kortiko-pyramidal, subkortikal-extrapyramidal und spinal entstehen. *Pyramidale Myoklonien* sind charakterisiert durch:

- kurze Dauer (max. 250 ms),
- geringe Blockade durch Schlaf,
- fehlende Aktivierung durch Bewegungsintention.

Erkrankungen mit pyramidalen Myoklonien sind (können sein):

- Impulsiv Petit mal,
- Absencen,
- myoklonisch astatisches Petit mal,
- Epilepsia partialis continua,
- progressive Myoklonusepilepsie,
- Ramsay-Hunt-Syndrom,
- Lance-Adams-Syndrom (posthypoxischer Aktionsmyoklonus),
- Stoffwechselstörungen (z. B. chronische Niereninsuffizienz).

Extrapyramidale Myoklonien sind charakterisiert durch:

- lange Dauer (250 ms - 3 s),
- Blockierung durch Schlaf,
- Verstärkung durch Emotion,
- Verstärkung durch Bewegungsintention und -aktion,
- fehlendes EEG-Korrelat.

Erkrankungen mit extrapyramidalen Myoklonien sind (können sein):

- BNS-Anfälle,
- progressive Myoklonusepilepsie,
- Ramsay-Hunt-Syndrom,
- subakute sklerosierende Panenzephalitis,
- infantile myoklonische Enzephalopathie (Kinsbourne-Syndrom).

Spinalen Myoklonien liegt eine gesteigerte Erregbarkeit spinaler Motoneurone zugrunde. Sie sind typischerweise segmental begrenzt.

Myoklonusformen und ihre Therapie

Epileptische Myoklonien

Myoklonien im Rahmen von Epilepsien werden mit den der Epilepsiebehandlung entsprechenden Antiepileptika therapiert. Bei isolierten Lidmyoklonien, Absencen oder Impulsiv-Petit-mal haben sich Valproinsäure und/oder Phenobarbital bewährt.

Myoklonien bei myoklonisch-astatischen Anfällen und BNS-Krämpfen werden am erfolgversprechendsten mit Benzodiazepinen (Clonazepam), behandelt (Penin u. Stefan 1979; Leopold et al. 1986).

Frühe myoklonische Enzephalopathie

Beginn vor dem 3. Lebensmonat. Myoklonien von Beginn an, zusätzlich partielle (erratische) Anfälle.

Klinisch massive Myoklonien und/oder tonische Anfälle. Im EEG Burst-suppression-Muster, in atypische Hypsarrhythmie übergehend.

Schwerer Verlauf, erhebliche Mängel in der psychomotorischen Entwicklung. Meist Tod vor dem 1. Lebensjahr. Familiäre Häufung möglich (Aicardie 1985).

Benigne myoklonische Epilepsie des Kindesalters

Generalisierte Myoklonien, mehrfach täglich bei gesunden Kindern mit einfachen Fieberkrämpfen oder familiärer Belastung mit Epilepsie. Auftreten zwischen dem 6. Lebensmonat und 3. Lebensjahr.

Im EEG generalisierte Spike-wave- und Poly-spike-wave-Aktivität (iktual); selten Spike-wave-Paroxysmen bei normaler Grundaktivität (interiktual); immer Spike-waves im Schlaf.

Gute Reaktion auf Behandlung, keine anderen epileptischen Anfälle, normale psychomotorische Entwicklung (Dravet 1985 a).

Schwere myoklonische Epilepsie im Kindesalter

Generalisierte und/oder unilaterale klonische Anfälle bei sonst normalen Kindern. Häufige familiäre Belastung. Auftreten in den ersten Lebensjahren. Später treten myoklonische Anfälle hinzu (8. Lebensmonat bis 4. Lebensjahr).

Im EEG zunächst unauffälliger Befund, später schnelle generalisierte Spike-wave-Paroxysmen und fokale Auffälligkeiten.

Es treten partielle Anfälle und atypische Absencen hinzu. Therapie ineffizient. Psychomotorische Entwicklung verzögert (Dravet 1985 b; Lund et al. 1976).

Progressive Myoklonusepilepsie

Myoklonien teils abortiv, teils segmental, arrhythmisch, asynchron. Zusätzliche, meist tonisch-klonische, tonische oder myoklonische Anfälle.

Mentaler Abbau bis zur Demenz. Neurologische Symptomatik mit zerebellärer, pyramidaler und extrapyramidaler Symptomatik.

Im EEG Verlangsamung der Grundaktivität. Zunehmende Beeinträchtigung des Schlafes. Paroxysmale generalisierte schnelle Slow-spikes und Spike-waves und multifokale Abnormitäten. Ursächlich kommen eine Ceroid-Lipofuscinose, eine Lafora-Erkrankung u. a. in Frage (Roger 1985).

Die *Therapie* der progressiven Myoklonusepilepsien und des Ramsay-Hunt-Syndroms mit Valproinsäure (bis 1800 mg/Tag), L-5-Hydroxytryptophan (bis 3 g/Tag) und Carbidopa (2 x 25 mg/Tag in Kombination mit L-Tryptophan) ist insgesamt unbefriedigend. Bei Clonazepam wurden z. T. schon nach geringen Dosen (1 mg) Nebenwirkungen beobachtet. Lisurid (0,15 mg i. v. nach 20 mg Domperidon) half in Einzelfällen.

Bei 2 Patienten mit einer progressiven Myoklonusepilepsie (Unverricht-Lundborg) erzielten Henry et al. (1988) unter Zugabe von Zonisamide (8,8 - 10,5 mg/kg KG/Tag) zu Valproat und Benzodiazepinen einen deutlichen Effekt in der Unterdrückung der Myoklonien (Obeso et al. 1983; Feit et al. 1983; Leopold et al. 1986; Burger u. Schimrigk 1980; Leino et al. 1981; Somerville u. Olanow 1982).

Chronische hypoxische Intentions- und Aktionsmyoklonien (Lance-Adams-Syndrom)

Die Myoklonien sind vereinzelt so stark ausgeprägt, daß sie mit Grand-mal-Anfällen verwechselt werden könnten. Neben den Myoklonien bestehen Ataxie, Dysarthrie und Intentionstremor.

Ihre Therapie besteht bevorzugt in Clonazepam (bis 24 mg/Tag), eine gute Wirksamkeit wurde dabei beobachtet. Ähnlich gut wirken L-Hydroxytryptophan kombiniert mit Carbidopa (L-Tr. bis 2000 mg/Tag; Carbidopa bis 300 mg/Tag, oder L-Tryptophan plus Isocarboxazid (L-Tr. bis 16 g/Tag; Isoc. bis 60 mg/Tag).

Weitere Behandlungsversuche wurden unternommen, so mit Baclofen (bis 80 mg/Tag), L-Dopa mit Decarboxylasehemmer (bis 900 mg/Tag), Valproat, Carbamazepin, Flunitrazepam (2-4 mg zur Nacht), Barbituraten und Piracetam (bis 12 g/Tag). Der Effekt ist meist nur passager und schwach.

Die Wirkung von Diazepam (bis 40 mg/Tag) wird unterschiedliche beurteilt (Chadwick et al. 1977; van Woert et al 1977; Janzen u. Rohr 1983; Rollinson u. Gilligan 1979; Hirose et al. 1971; Lhermitte et al. 1972; Kelly et al 1978; Sherwin u. Redmon 1969; Sotaniemi 1982; Boudouresques et al. 1971; Leopold et al. 1986; Witte et al. 1988).

Akute posthypoxische Myoklonien

Als Folge schwerer Hirnschädigungen können Myoklonien auftreten, die mit einem Burst-suppression-Muster im EEG einhergehen. Therapeutisch sind diese Myoklonien schwer zu beeinflussen. Nur Clonazepam (bis 24 mg/Tag), oder Flunitrazepam (4–6 mg i. v. im Bolus, dann evtl. kontinuierliche Gabe), Butylethylthiobarbital (500 mg i.v., dann Infusion) scheinen einen Effekt zu haben, meist allerdings nur passager. In Einzelfällen wird eine Muskelrelaxation mit Pancuronium vonnöten sein (Rohr et al. 1980; Janzen u. Rohr 1983).

Spinale Myoklonien

Meist rhythmische, segmental begrenzte Myoklonien, intermittierend oder kontinuierlich auftretend. Ursächlich sind meist lokale Rückenmarkschädigungen unterschiedlichster Ätiologie. Die Myoklonien werden in der Regel kaum durch äußere Reize verstärkt.

Die Therapie besteht in Clonazepam (bis 6 mg/Tag), oder Diazepam (bis 30 mg/Tag), auch Tetrabenazin wurde eingesetzt (langsam steigernd bis 200 mg) (Davies et al. 1981; Hoehn u. Cherington 1977; Levy et al. 1983; Shivapour u. Teasdall 1980; Hopkins u. Michael 1974; Meier-Ewert et al. 1969).

Literatur

Aicardie J (1985) Early myoclonic encephalopathy. In: Roger J, Dravet C, Bureau M, Dreifuss FE, Wolf P (eds) Epileptic syndromes. John Libbey, London, p 315

Boudouresques J, Roger J, Khalil R, Vigouroux RA, Gosset A, Pellisier JF, Tassinari CA (1971) A propos de 2 observations de syndrome de Lance et Adams. Rev Neurol 125:305–309

Brody IA, Wilkins RH (1968) Ramsay Hunt syndrome. Arch Neurol 18:583–589

Burger L, Schimrigk K (1980) Die L-Tryptophanbehandlung der Dyssynergia cerebellaris myoclonica, Ramsay Hunt. In: Mertens HG, Przuntek H (Hrsg) Pathologische Erregbarkeit des Nervensystems und ihre Behandlung. Springer, Berlin Heidelberg New York, Tokyo, S 429–432

Chadwick D, Hallett M, Harris R, Jenner P, Reynolds EH, Mardsen CD (1977) Clinical, biochemical and physiological features distinguishing myoclonus responsive to 5-hydroxytryptophan, tryptophan with a monoamine oxidase inhibitor, and clonazepam. Brain 100:455–487

Davies SM, Murray NMF, Diengdoh JV, Galar-Debono A, Kocen RS (1981) Stimulus-sensitive spinal myoclonus. J Neurol Neurosurg Psychiatry 10:141–162

Dravet C (1985 a) Infantile myoclonic epilepsy with favourable outcome or benign myoclonic epilepsy in infancy. In: Roger J, Dravet C, Bureau M, Dreifuss FE, Wolf P (eds) Epileptic syndromes. John Libbey, London, p 318

Dravet C (1985 b) Severe myoclonic epilepsy in infancy. In: Roger J, Dravet C, Bureau M, Dreifuss FE, Wolf P (eds) Epileptic syndromes. John Libbey, London, p 318

Fahn SF, Marsden CD, Woert MH van (1986) Definition and classification of myoclonus. In: Fahn S, Marsden CD, Woert MH van (eds) Advances in Neurology, Vol 43: Myoclonus. Raven Press, New York, pp 1–6

Feit H, Kirkpatrick J, Woert MH van, Panadian G (1983) Myoclonus, ataxia und hypoventilation: Response to L-5 Hydroxytryptophan. Neurology 33:109–112

Henry TR, Leppik IE, Gumnit RJ, Jacobs M (1988) Progressive myoclonus epilepsy treated with zonisamide. Neurology 38:928–931

Hirose G, Singer P, Bass NH (1971) Successful treatment of posthypoxic action myoclonus with carbamezepine. JAMA 219:1432–1433

Hoehn MM, Cherington M (1977) Spinal myoclonus. Neurology 27:942–946

Hopkins AP, Michael WF (1974) Spinal myoclonus. J Neurol Neurosurg Psychiatry 37:1112–1115

Janzen RWC, Rohr W (1983) Therapiekonzept bei posthypoxischen Myoclonien. Psycho 9:376–377

Kick H, Katzinsky L, Diebold K (1986) Aktionsmyoklonien und paranoide Alternativpsychose bei progressiver Myoklonusepilepsie (Spätform des Typs Lafora). Nervenarzt 57:233–237

Kelly JJ, Sharbrough FW, Westmoreland BF (1978) Movement - activated central fast rhythms: An EEG finding in action myoclonus. Neurology 28:1037–1040

Leino E, MacDonald E, Airaksinen MM, Riekkinen PJ, Salo H (1981) L-trpytophan-carbidopa trial in patients with long-standing progressive myoclonus epilepsy. Acta Neurol Scand 64:132–142

Leopold HC (1985) Opsoklonus- und Myoklonie-Syndrom. Fortschr Neurol Psychiat 53:42–54

Leopold HC, Möbius E, Paulus W (1986) Symptomatische Therapie von Myoklonien, Singultus und Opsoklonus. Nervenarzt 57:1–13

Levy R, Plasche W, Riggs J, Shoulson J (1983) Spinal myoclonus related to an arteriovenous malformation. Response to clonazepam therapy. Arch Neurol 40:254–255

Lhermitte F, Marteau R, Degos C–F (1972) Analyse pharmakologique d'un nouveau cas de myoclonies d'intention et d'action post-anoxiques. Rev Neurol 126:107–114

Lund M, Reintoft H, Simonsen N (1976) Eine kontrollierte soziologische und psychologische Untersuchung von Patienten mit juveniler myoklonischer Epilepsie. Nervenarzt 47:708–712

May DL, White HH (1968) Familial myoclonus, cerebellar ataxia, and deafness. Arch Neurol 19:331–338

Meier-Ewert K, Schenck E, Kuhlo W (1969) Klinische und neurophysiologische Untersuchung eines ungewöhnlichen myoklonischen Syndroms. Dtsch Z Nervenheilkd 196:343–361

Obeso JA, Rohtwell JC, Quinn NP, Lang AE, Thompson C, MArsden CD (1983) Cortical reflex myoclonus respinds to intravenous lisuride. Clin Neuropharmacol 6:231–240

Penin H, Stefan H (1979) Anfallsyndrome mit Myoklonien. In: Doose H, Groß-Selbeck G (Hrsg) Epilepsie 1978. Thieme, Stuttgart, S 158–173

Roger J (1985) Progressive myoclonic epilepsy of unknown etiology. In: Roger J, Dravet C, Bureau M, Dreifuss FE, Wolf P (eds) Epileptic syndromes. John Libbey, London, p 329

Rohr W, Hohnstädt P, Janzen RWC, Müller-Jensen A, Zschocke S (1980) Myoklonien als Problem in der Intensivmedizin. In: Mertens HG, Przuntek H (Hrsg) Pathologische Erregbarkeit des Nervensystems und ihre Behandlung Springer, Berlin Heidelberg New York Tokyo, S 433–438

Rollinson RD, Gilligan BS (1979) Post-anoxic action myoclonus (Lance Adams Syndrome) responding to valproate. Arch Neurol 36:44–45

Sherwin J, Redmon W (1969) Successful treatment in action myoclonus. Neurology 19:846–850

Shibasaki H, Kakigi R, Oda K–I, Masukawa S–I (1988) Somatosensory and acoustic brain stem reflex myoclonus. J Neurol Neurosurg Psychiatry 51:572–575

Shivapour E, Teasdall RD (1980) Spinal myoclonus with vacuolar degeneration of anterior horn cells. Arch Neurol 37:451–453

Somerville ER, Olanow CW (1982) Valproic acid. Treatment of myoclonus in dyssinergia cerebellaris myoclonica. Arch Neurol 39:527–528

Sotaniemi K (1982) Valproic acid in the treatment of non-epileptic myoclonus. Arch Neurol 39:448–449

Witte OW, Niedermeyer E, Arendt G, Freund HJ (1988) Post-hypoxic action (intention) myoclonus: A clinicoelectroencephalographic study. J Neurol 235:214–218

Woert MH van, Rosenbaum D, Howieson J, Bowers MB (1977) Long-term treatment of myoclonus and other neurologic disorderes with L-5-hydrotryptophan and carbidopa. N Engl J Med 296:70–75

Status epileptici im Kindesalter

Die *Besonderheiten* des Status epilepticus im Kindesalter ergeben sich daraus, daß die Zytoarchitektonik und myelogentische Entwicklung des zentralen Nervensystems bei Neugeborenen noch unvollständig ist (Laroch 1966). Auch der gegenüber Erwachsenen veränderte Stoffwechsel führt zu Unterschieden, insbesondere bezüglich der Pharmakokinetik der Antiepileptika (Albani 1987).

Ergebnisse experimenteller Untersuchungen an Tieren legen nahe, daß das Gehirn bei Neugeborenen eine geringere Epileptogenität aufweist als in späteren Entwicklungsjahren (Purpura 1964). Somit liegen Anfällen in der Neugeborenenperiode meist *Auslösefaktoren* zugrunde (Kellaway u. Hrachovy 1983):

- Hypoxie (13-77 %),
- Kalziummangel (10-55 %),
- Hypoglykämie (3-39 %),
- kongentiale Störungen (1-8 %),
- Infektionen (1-50 %).

Die *Symptomatik* epileptischer Anfälle im Früh- und Neugeborenenalter ist meist uncharakteristisch und vielgestaltig (Tabelle 2). Nur selten treten typische generalisierte Anfälle auf. Häufiger sind amorphe Neugeborenenkrämpfe mit Veränderungen des Atemrhythmus, Deviation der Bulbi, Saug- und Kaubewegungen, Schwankungen des Muskeltonus, Lagewechsel oder vasomotorischen Veränderungen. Daneben treten tonische Anfälle, multifokale klonische Anfälle, fokale klonische Anfälle, und myoklonische Anfälle auf (Neuhäuser 1984; Doose 1983; Vasella u. Rossi 1986).

Eine ausführliche Beschreibung der vielgestaltigen elektroklinischen Syndrome in der Neugeborenenperiode findet sich bei Dreyfus-Brisac u. Monod (1964).

Der Status epilepticus ist im Kindesalter ein relativ seltenes Ereignis (Lombroso 1983). Eine *Geschlechtsdominanz* besteht nicht. Die Status manifestieren sich meist in den ersten beiden Lebensjahren (37 %), Peaks in späteren Jahren konnten nicht nachgewiesen werden. Die *Statusinzidenz* bis zum 5. Lebensjahr beträgt pro Jahr 0-3 %, bis zu diesem Zeitpunkt traten 85 % aller Status im Kindesalter auf (Aicardie u. Chevrie 1970).

Tabelle 2. Klassifikation frühkindlicher Anfälle (nach Kellaway u. Hrachovy 1983)

I. Anfälle mit motorischer Symptomatik
   A. Klonische Anfälle
      1. Fokal klonisch
      2. Hemiklonisch
      3. Fokal klonisch mit alternierender Lokalisation
      4. Bilateral klonisch mit lateralisiertem Beginn
   B. Tonisch
      1. Mit gering ausgeprägten Haltungsanfällen (lokal oder lateralisiert)
      2. Hyperextensionen
      3. Tonische Wendungen von Augen, Kopf und Körperstamm
   C. Atonische Anfälle
   D. Infantile Spasmen
   E. Motorische Automatismen:
      Kopfbewegung von Seite zu Seite, Lachen, Grimassieren oder oro-buccale Automatismen
   F. Langsamer bilateraler Myoklonus

II. Anfälle mit autonomen Symptomen
   A. Respiratorische Symptome
      Abprupter Wechsel von Frequenz und Tiefe der Atmung
   B. Okuläre Symptome
      Pupillendilatation oder Konstriktion, Nystagmus
   C. Vasomotorische Symptome: Flush, Weiße, Zyanose
   D. Hypersalivation

III. Verschiedenes
   Öffnen der Augen, Starren, rhythmisches Blinken

Status epileptici im Kindesalter sind überwiegend (77%) das erste epileptische Ereignis *(initiale Manifestation)*. Die Mortalität liegt bei 11%. Permanente neurologische Defizite (Hemi-, Diplegien, Pseudobulbärparalyse, Mikrozephalien) wurden bei 239 Kindern mit Status in 37% festgestellt. Die Hälfte dieser Patienten war vor dem Status neurologisch unauffällig. Mentale Defekte bei psychisch unauffälligen Kindern bestanden nach einem Status epilepticus in 78 von 239 Fällen (Aicardie u. Chevrie 1970, 1983).

Ätiologisch sind die Status meist Folge einer organischen Hirnerkrankung (symptomatisch) (Aicardie 1986; Phillips u. Shanahan 1989):

Akute Erkrankungen:	Infektion (12–20 %) Elektrolytstörungen und Dehydratation (7 %) exogen toxisch (4 %) anoxisch (2–3 %) Trauma (1–10 %) metabolisch (0,5–3 %).
Chronische Erkrankungen:	Hirninfarkt (3–4 %) nichtprogressive Enzephalopathie (4 %) ZNS-Mißbildungen (2–3 %).
Kryptogenetisch:	Fieberanfälle (Status) (6–28 %) nonfebrile Anfälle (Status) (20–25 %).

Spezielle Aspekte von Status epileptici im Kindesalter

Im Gegensatz zum Erwachsenenalter stellt die Manifestation eines *posttraumatisch* aufgetretenen Status epilepticus im Kindesalter nicht zwangsläufig ein prognostisch schlechtes Zeichen dar. In den von Grand (1974) untersuchten Fällen kam es bei fehlendem Nachweis einer traumatisch bedingten ZNS-Schädigung zu einer schnellen Restitutio ad integrum. Die meisten Status hatten sich in den ersten posttraumatischen Stunden manifestiert.

Status komplex-partieller Anfälle können auch im frühen Kindesalter auftreten. McBride et al. (1981) beschrieben dies bei 5 Mädchen im Alter von 1–4 Jahren.

Auch im Verlaufe der – mit sonst günstiger Prognose behafteten – *benignen partiellen Epilepsie* des Kindesalters (Rolando-Epilepsie) können Status epileptici auftreten. Fejerman u. di Blasi (1987) beschrieben fokale Anfälle bei 2 Patienten. Die Therapie gestaltete sich schwierig. Eine Statusunterbrechung gelang schließlich nur mit Hilfe von Steroiden. Die Nachuntersuchung nach 1–2 Jahren zeigte ein unauffällige Entwicklung der beiden Kinder.

Mehr als im Erwachsenenalter kommen zur *Statustherapie Steroide* zum Einsatz (Woodbury 1952), insbesondere zur Behandlung von Petit-mal-Status beim Lennox-Gastaut-Syndrom. Lagenstein et al. (1978) konnten bei allen 8 untersuchten Patienten einen solchen Petit-mal-Status mit Steroiden unterbrechen. Der Effekt stellte sich nach 1–3 Tagen ein. In 2 Fällen wurden Rezidive nach Dexamethasontherapie mit ACTH kupiert. In den folgenden Monaten blieben 7 Patienten anfallsfrei.

Neben der therapeutischen Wirkung auf epileptische Anfälle stehen adrenokortikotrope Hormone in einzelnen Fällen jedoch auch im Verdacht, Status epileptici ausgelöst zu haben (Dorfman et al. 1951).

Valproat ist ebenso ein primär im Kindesalter zur Statusbehandlung eingesetztes Pharmakon. In mehreren Fällen war es sonstigen Antiepileptika schließlich überlegen (Steinberg et al. 1986; Snead u. Miles 1985; Gushurst u. Lewis 1987).

Die Verabreichung von Valproat erfolgte dabei rektal (initial 10–20 mg/kg KG; dann 10–15 mg/kg KG alle 8 h, abhängig von der Blutspiegelkonzentration). Sowohl bei generalisierten als auch bei fokalen Anfällen konnte damit – nach Versagen anderer Antiepileptika – ein Erfolg erzielt werden (bei 5 von 7 Patienten) (Snead u. Miles 1985).

Literatur

Aicardie J (1986) Epilepsy in children. Raven Press, New York

Aicardie J, Chevrie JJ (1970) Convulsive status epilepticus in infants and children. Epilepsia 11:187–197

Aicardie J, Chevrie JJ (1983) Consequences of status epilepticus in infants and children. In: Delgado-Escueta AV, Wasterlain CG, Treiman DM, Porter RJ (eds) Advances in Neurology, Vol 34: Status epilepticus. Raven Press, New York, pp 115–125

Albani M (1987) Pharmakokinetische Besonderheiten der Antikonvulsiva im Kindesalter. In: Fichsel H (Hrsg) Aktuelle Neuropädiatrie 1986. Springer, Berlin Heidelberg New York Tokyo, S 220–229

Dreyfus-Brisac C, Monod N (1964) Electroclinical studies of status epilepticus and convulsions in the newborn. In: Kellaway P, Petersen J (eds) Neurological and electroencephalographic correlative studies in infancy.

Grune & Stratton, New York, pp 250–272
Doose H (1983) Nonconvulsive status epilepticus in childhood: Clinical aspects and classification. In: Delgado-Escueta AV, Wasterlain CG, Treiman DM, Poster RJ (eds) Advances in Neurology, Vol 34: Status epilepticus. Raven Press, New York, pp 83–92
Dorfman A, Apter NS, Smull K, Bergenstal DM, Richter RB (1951) Status epilepticus coincident with use of pituitary adrenocorticotropic hormone. JAMA 146:25–27
Fejerman N, di Blasi AM (1987) Status epilepticus of benign partial epilepsies in children: Report of two cases. Epilepsia 28:351–355
Grand W (1974) The significance of post-traumatic status epilepticus in childhood. J Neurol Neurosurg Psychiatry 37:178–180
Gushurst CA, Lewis JM (1987) Pediatric residency guidelines for management of status epilepticus. Pediat Emergency Care 3:71–74
Kellaway P, Hrachovy RA (1983) Status epilepticus in newborns: A perspective on neonatal seizures. In: Delgado-Escueta AV, Wasterlain CG, Treiman DM, Porter RJ (eds) Advances in neurology, Vol 34: Status epilepticus. Raven Press, New York, pp 93–100
Lagenstein I, Iffland E, Willig RP (1978) Behandlung des Petit-mal-Status (Lennox-Syndrom und centrencephales myoklonisch-astatisches Petit mal) mit Hormonen. Aktuel Neurol. 5:53–60
Laroche JC (1966) The development of the central nervous system during intrauterine life. In: Falkner F (ed) Human development. Saunders, Philadelphia, pp 257–276
Lombrosco CT (1983) Prognosis in neonatal seizures. In: Delgado-Escueta AV, Wasterlain CG, Treiman DLM, Porter RJ (eds) Advances in epilepsy, Vol 34: Status epilepticus. Raven Press, New York
McBride MC, Dooling kKEC, Oppenheimer EY (1981) Complex partial status epilepticus in young children. Ann Neurol 9:526–530
Neuhäuser G (1984) Anfallssyndrome im Kindesalter. Med Welt 33:1384–1389
Phillips SA, Shanahan RJ (1989) Etiology and mortality of status epilepticus in children. A recent update. Arch Neurol 46:74–76
Purpura DP (1964) Relationship of seizure suspectibility to morphologic and physiologic properties of normal and abnormal immaturate cortex. In: Kellaway P, Petersen I (eds) Neurological and electroencephalographic correlative studies in infancy. Grune & Stratton, New York, pp 117–157
Snead III OC, Miles MV (1985) Treatment of status epilepticus in children with rectal sodium valproate. J Pediat 106:323–325
Steinberg A, Shalev RS, Amir N (1986) Valproic acid in neonatal status convulsivus. Brain Dev 8:278–280
Vasella F, Rossi LN (1986) Status epilepticus im Kindesalter. Schweiz Rundsch Med 75:757-760
Woodbury DM (1952) Effect of adrenocortical steroids and adrenocorticotrophic hormone on electroshock seizure threshold. J Pharmacol Exp Ther 105:27–36

Nonkonvulsive Status epileptici

Nonkonvulsive Status epileptici können im Verlaufe verschiedener Epilepsien auftreten. Ihre klinische Symptomatik wird durch neuropsychologische Auffälligkeiten geprägt, die z. T. so diskret sind, daß sie nur mittels spezieller Tests erfaßt werden können. Motorische epileptische Entäußerungen fehlen weitgehend, die Diagnosefindung kann sich daher schwierig gestalten. Das wichtigste diagnostische Hilfsmittel ist das Elektroenzephalogramm, bei dessen Ableitung sich meist epilepsietypische EEG-Muster darstellen.

Die Prognose nonkonvulsiver Status ist zweifelhaft. Zwar können mehrmonatige Status ohne Defekte abklingen (Gökyigit et al. 1986), doch sind Residualschäden nicht selten anzutreffen (Ohtahara et al. 1979; Doose u. Völzke 1979; Somerville u. Bruni 1983; Treiman u. Delgado-Escueta 1983; Guberman et al. 1986; Doose u. Völzke 1979). Gerade daher ist die Diagnose von hoher klinischer Relevanz, wenn auch die therapeutischen Erfolge nicht immer zufriedenstellend sind (Livingston u. Brown 1987).

Electrical status epilepticus induced by sleep in children (ESES)

Der ESES wurde erstmals von Patry et al. (1971) beschrieben und wird *definiert* als ein elektroenzephalographischer Status epilepticus, der sich mit Einsetzen des Schlafes manifestiert, im Non-REM-Schlaf persistiert und im REM-Schlaf sistiert.

Mit Beginn des Schlafes treten im *Elektroenzephalogramm* kontinuierlich generalisierte 1,5–2,5/s Spike-wave-Potentiale auf, die 85% der Non-REM-Schlafdauer ausmachen; vereinzelt sind sie frontal betont. Im REM-Schlaf zeigen sich selten Ausbrüche diffuser Spike-wave-Potentiale. Nur bei einem der 6 Patienten, die Patry et al. (1971) beschrieben, entsprach die Spike-wave-Ausprägung im REM-Schlaf derjenigen im Non-Rem Schlaf. Im Wachen wie im REM-Schlaf besteht ein Spike-wave-Index (Häufigkeit der Spike-wave-Potentiale im Vergleich zur Gesamtdauer der Phase) von 2,0–24,0%. Die Dichte der paroxysmalen Entladungen im Schlaf wechselt beim einzelnen Patienten von Nacht zu Nacht. Die zyklische Organisation und die Dauer der einzelnen Schlafphasen sind nicht gestört. Nach dem Erwachen sistiert der Status sofort (Billard et al. 1982; Tassinari et al. 1982; Morikawa et al. 1985; Tassinari et al. 1985).

Die nächtlichen EEG-Veränderungen gehen *klinisch* nicht mit feststellbaren Erscheinungen einher, sie führen auch nicht zu subjektiven Schlafstörungen.

Es erkranken Kinder, Mädchen wie Jungen, durchschnittlich im 8. Lebensjahr (Spannbreite 4.–14. Lebensjahr). Der ESES sistiert meist im 10. Lebensjahr (Spannbreite 5.–15. Lebensjahr).

Die *Ätiologie* des Leidens ist unklar. Einen Anhalt für eine genetische Disposition oder eine Abhängigkeit vom Augenschluß besteht nicht. Auffallend häufig ist der ESES mit Sprachstörungen bei den betroffenen Kindern kombiniert; zwei der sechs Kinder aus Patrys Krankengut waren komplett stumm, zwei weitere wiesen deutliche Sprachstörungen auf.

In der Regel ist der ESES mit dem Auftreten *epileptischer Anfälle* kombiniert, wie etwa atypischen Absencen, tonischen oder klonischen Anfällen. Die konvulsiven Anfälle setzen bei den betroffenen Kindern durchschnittlich im 4. Lebensjahr ein (Spannbreite 8.–11. Lebensjahr) und bestehen nach Beginn des ESES weiter.

Psychische Störungen im Sinne intellektueller Defizite oder Verhaltensauffälligkeiten prägen den *Verlauf* und die *Prognose*. Es erkranken neurologisch oder psychiatrisch vorerkrankte Kinder, aber auch zuvor gesunde Jungen und Mädchen. Bei allen kommt es im Verlauf von ESES zu einem deutlichen Abfall des Intelligenzquotienten, zu Gedächtnis- und Sprachstörungen sowie Verhaltensauffälligkeiten, wie etwa Nachlassen der Aufmerksamkeit, Hyperkinesen oder aggressiven Handlungen.

Nach dem Sistieren des ESES kann es bei zuvor gesunden Kindern zu einer Restitutio ad integrum kommen; bei vorgeschädigten Kindern bessern sich die Verhaltensauffälligkeiten eher als die intellektuellen Einbußen.

Vereinzelte *therapeutische* Erfolge wurden mit Clobazam, Nitrazepam, Steroiden oder Carbamazepin erzielt. Keinen Effekt hatten Phenytoin, Phenobarbital oder Succinimide (Billard et al. 1982).

Differentialdiagnostisch sind die Rolando-Epilepsie, das Lennox-Gastaut-Syndrom und das Landau-Kleffner-Syndrom abzugrenzen.

Bei der *Rolando-Epilepsie* treten wie bei dem ESES nächtliche Anfälle im Kindesalter auf, die später sistieren. Unterschiedlich sind die EEG-Befunde, da bei der Rolando-Epilepsie keine prolongierten nächtlichen Spike-wave-Paroxysmen auftreten und im Verlauf psycho-intellektuelle Beeinträchtigungen fehlen.

Das *Lennox-Gastaut-Syndrom* hat mit dem ESES die Manifestation atypischer Absencen am Tage, nächtliche Anfälle sowie die psychische Beeinträchtigung der Patienten im Verlauf gemeinsam. Es fehlen jedoch die für den ESES typischen anhaltenden nächtlichen Spike-wave-Paroxysmen, vielmehr treten nächtliche tonische Anfälle mit generalisierten Spikes auf.

Dem *Landau-Kleffner-Syndrom* und dem ESES ist das Auftreten von Sprachstörungen gemeinsam, doch sind diese beim Landau-Kleffner-Syndrom häufiger und ausgeprägter. Weitere Unterschiede bestehen im Fehlen nächtlicher Spike-wave-Paroxysmen beim Landau-Kleffner-Syndrom und dem Auftreten zusätzlicher, insbesondere psychointellektueller Einbußen beim ESES (Tassinari et al. 1982).

Nonkonvulsiver Status epilepticus bei der primär generalisierten myoklonisch-astatischen Epilepsie

Klassifikatorisch ist die primär generalisierte myoklonisch-astatische Epilepsie eine Unterform des Lennox-Gastaut-Syndroms. Sie manifestiert sich meist bei gesunden Kindern zwischen dem 1. und 5. Lebensjahr; Jungen sind 3mal häufiger betroffen.

Klinisch bestehen myoklonisch-astatische Anfälle, Absencen und Grand-mal-Anfälle.

Elektroenzephalographisch treten bilateral synchrone irreguläre 2–3/s Spike-wave-Potentiale und monofrequente Theta-Rhythmen auf.

Ätiologisch besteht eine genetische Disposition.

Die *Inzidenz* eines nonkonvulsiven Status bei diesen Patienten beträgt 30–40%. *Klinisch* imponieren 2–3/s Spike-Wave-Komplexe, selten in regulären Gruppen, oft unterbrochen durch Slow-waves. Es besteht eine enge Korrelation zwischen den EEG-Veränderungen und der Bewußtseinsstörung.

Die *Dauer* der Status kann Stunden, Tage oder Wochen betragen (Doose 1981; Doose 1983).

Residualzustände können in Form einer Demenzentwicklung bestehen (Doose 1983).

Therapeutisch werden Valproat oder Ethosuximid, im Status Diazepam eingesetzt. Bei sieben mit Benzodiazepinen behandelten nonkonvulsiven Status beobachteten Livingston u. Brown (1987) einmal eine komplette Normalisierung von EEG und klinischem Befund, zweimal eine Verringerung der pathologischen EEG-Muster ohne Verbesserung der klinischen Symptomatik, einmal trat ein paradoxer Effekt mit Aktivierung tonischer Anfälle auf. Drei Therapieversuche waren ohne jeglichen Effekt.

Minor status epilepticus

Der Minor status epilepticus wurde 1966 von Brett anhand von 22 Patienten beschrieben.

Epidemiologisch erkranken Jungen doppelt so häufig wie Mädchen. Die Manifestation fällt durchschnittlich in das 4. Lebensjahr (Spannbreite 9. Lebensmonat bis 9. Lebensjahr).

Klinisch besteht eine periodische und fluktuierende Verminderung der Aufmerksamkeit und Reagibilität, einer Demenz ähnelnd. Oft kommt es zusätzlich zu Koordinationstörungen der Extremitäten mit Unfähigkeit zum Laufen oder sinnvolle Handlungen auszuführen, klinisch als Ataxie imponierend. Diese Symptomatik ist Folge von Myoklonien, die in verschiedener Amplitude und unterschiedlich symmetrisch verteilt auftreten. Weitere Symptome können Hypersalivation, Ptose, aggressives Verhalten etc. sein.

Elektroenzephalographisch treten generalisierte hochamplitudige irreguläre Slow-waves, gemischt mit Spikes und Sharp-waves auf.

Die *Dauer* der Status beträgt episodisch 2-3 Wochen, die Intervalle bis zu mehreren Monaten.

Im *Verlauf* treten meist konvulsive epileptische Anfälle hinzu, dies können große wie auch kleine Anfälle sein. Ihre Erstmanifestation geht meist dem Auftreten des Minor status epilepticus voraus (Spannbreite 1. Lebensmonat bis 6. Lebensjahr), sie können aber auch gleichzeitig auftreten oder später folgen.

Die *Prognose* ist fraglich. Die Status können sich über Jahre hinweg immer wieder manifestieren, es wurde aber auch ein Sistieren mit Restitutio ad integrum beobachtet. Von den 18 überlebenden Patienten Bretts waren 6 mental normal (die anderen Überlebenden intellektuell retardiert), bei 4 dieser Patienten sistierten die Status. Insgesamt traten bei 6 der 22 Patienten schließlich keine Status mehr auf (Beobachtungszeit 1–4 Jahre).

Vier der 22 Patienten verstarben. *Pathologisch-anatomisch* fand sich eine Neurolipidose, eine Unverricht-Erkrankung, ein Patient verstarb an einer Pneumonie, ein weiterer an den Folgen eines Status epilepticus.

Die *therapeutischen* Möglichkeiten werden als enttäuschend beschrieben. Keine Erfolge konnten mit Phenobarbital, Phenytoin, Primidon, Ethosuximid erzielt werden. Carbamazepin und ACTH erbrachten bei einem Teil der Patienten beim ersten therapeutischen Einsatz einen positiven Effekt, der jedoch bei einer späteren nochmaligen Gabe deutlich geringer war. Klinische Verbesserungen gingen dabei mit einer deutlichen Normalisierung des EEG einher.

Zusammenfassend bleibt festzustellen, daß der Minor status epilepticus sicherlich ein Syndrom heterogener Erkrankungen darstellt und es fraglich ist, ob ihm ein übergeordneter Zusammenhang zugrunde liegt.

Absencenstatus

Dem Absencenstatus ist ein eigenes Kapitel gewidmet. Es soll an dieser Stelle jedoch darauf hingewiesen werden, daß die klinische Symptomatik dieser Status so blande sein kann, daß die epileptische Genese nicht erkannt wird. Bei einem Verdacht anläßlich unklarer Verwirrtheitszustände sollte ein EEG abgeleitet werden. Generalisierte Spike-wave-Potentiale erlauben dann im gegebenen Falle die richtige diagnostische Zuordnung. Vereinzelt gelingt es nur mittels neuropsychologischer Testmethoden eine Beeinträchtigung des Patienten durch Spike-wave-Paroxysmen nachzuweisen (Goode et al. 1970; Aarts et al. 1982; Tizard u. Margerison 1963; Hutt u. Fairweather 1973; Porter et al. 1973; Hutt et al. 1977).

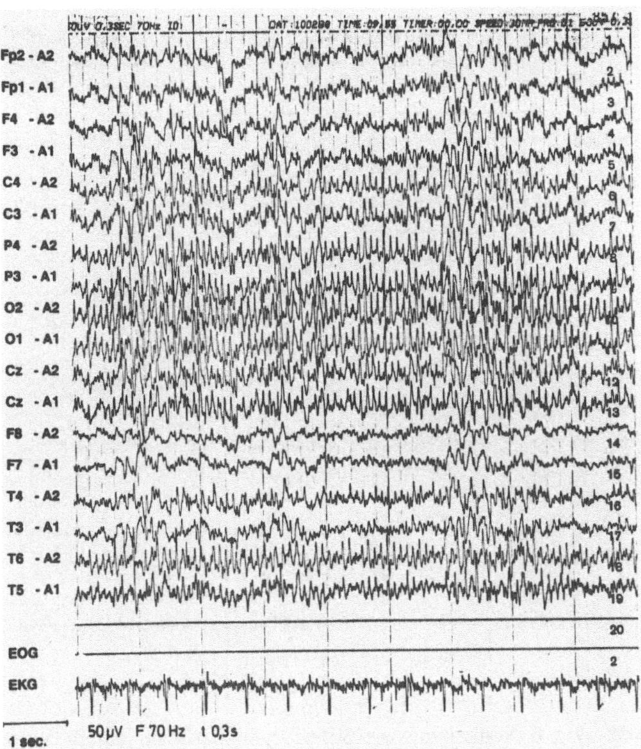

Abb. 18 Nonkonvulsiver Status epilepticus bei einer 52jährigen Patientin mit bekannter Grand-mal-Epilepsie. Im EEG generalisierte Spike- und Spike-wave-Paroxysmen, dabei bestand klinisch Nervosität und Angst, die Gedankengänge waren inkohärent

Eine 52jährige Patientin mit bekannter Grand-mal-Epilepsie kam wegen einer psychischen Veränderung in die Klinik. Sie wirkte im Aufnahmegespräch nervös und ängstlich, ihre Gedankengänge waren zeitweise inkohärent und weitschweifig. Motorische epileptische Entäußerungen traten nicht auf.

Im EEG (Abb. 18) kamen generalisierte Spike- und Spike-wave-Entladungen zur Darstellung, die – parallel zur psychischen Wesensänderung – nach i.v. Gabe von 20 mg Diazepam sistierten. Eine psychische Beeinträchtigung der Patientin war schon klinisch faßbar, bedurfte allerdings einer EEG-Ableitung zur Bestätigung der Genese.

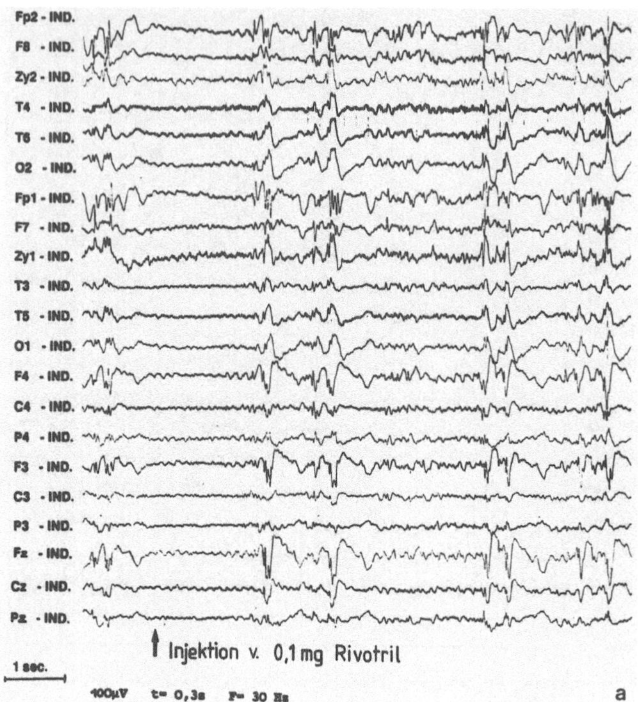

Abb. 19 a, b Nonkonvulsiver Status epilepticus bei einem 59jährigen Patienten. Im EEG (a) frontal betonte Poly-spike-wave-Komplexe, die nach i.v. Gabe von Clonazepam nahezu sistierten (b)

Die Abb. 19a zeigt das EEG eines 59jährigen Patienten im Status nonkonvulsiver Anfälle. Klinisch bewußtseinsgestört, desorientiert, verlangsamt. Im EEG frontal betonte Poly-spike-wave-Komplexe, die nach i.v. Gabe von 2 mg Clonazepam nahezu sistierten (Abb. 19b).

Status komplex-partieller Anfälle (KPA)

Dem Status-KPA ist ein eigenes Kapitel gewidmet. Es sei an dieser Stelle jedoch darauf hingewiesen, daß diese Statusform nach Meinung einiger Autoren einen Großteil der nonkonvulsiven Status ausmacht (Lim et al. 1986; Tomson et al. 1986; Anonymus 1987).

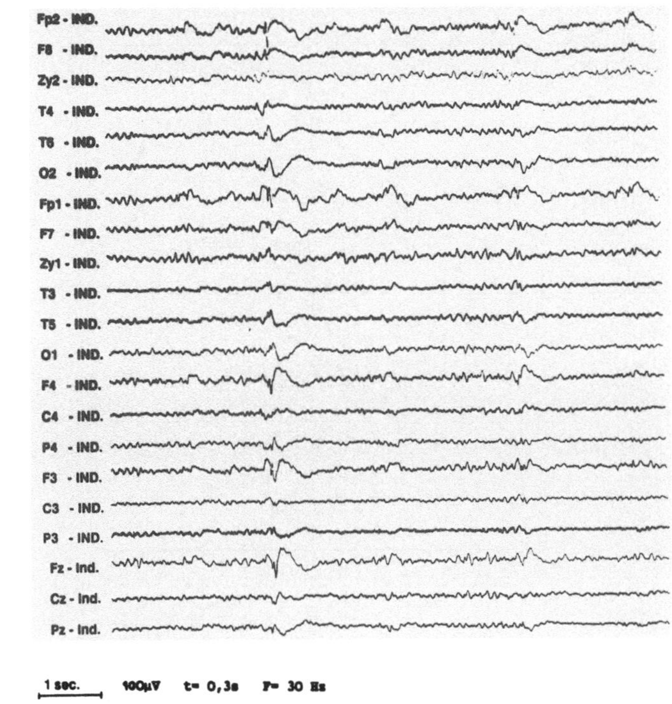

Der als selten geltende Status KPA wird sicherlich häufig nicht diagnostiziert (vgl. Kasuistik auf S. 94). Im Gegensatz zum Absencenstatus sind nämlich hierbei die EEG-Veränderungen nicht immer eindeutig, vielmehr sind die Befunde im Oberflächen-EEG häufig unauffällig oder unspezifisch oder fehlen gar (s. Abb. 2, S. 22). Der dringende klinische Verdacht sollte deshalb zu mehrfacher EEG-Diagnostik veranlassen, evtl. unter Einschluß von Spezialelektroden an dafür eingerichteten Kliniken.

Status generalisiert tonischer Anfälle

Dem Status tonischer Anfälle ist ein eigenes Kapitel gewidmet. Tonische Anfälle treten bevorzugt in der Nacht, dann oftmals gehäuft, insbesondere bei Patienten mit Lennox-Gastaut-Syndrom auf.

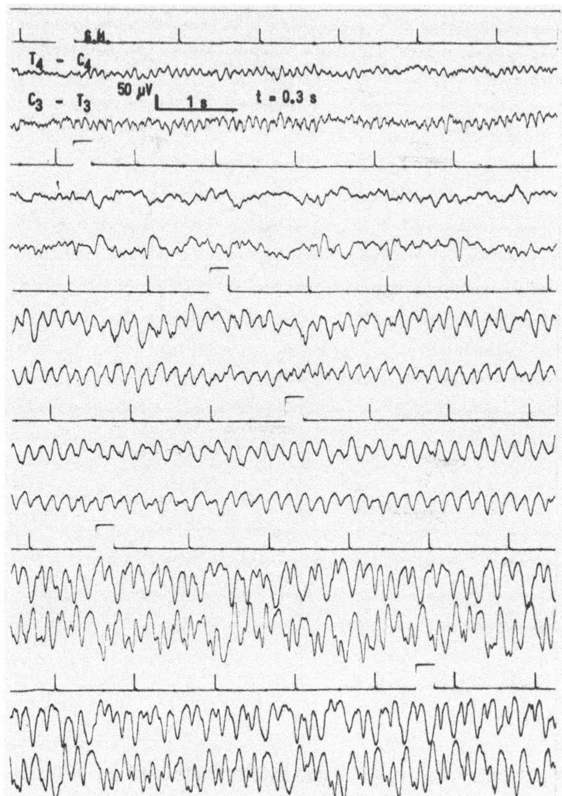

Abb. 20. Nonkonvulsiver Status epilepticus bei einem 20jährigen Patienten mit eigenbrötlerisch-paranoiden Ideen, Reizbarkeit und zeitweisem Innehalten in der Bewegung. Im mobilen-Langzeit-EEG traten 30minütige bis mehrstündige Episoden generalisierter rhythmischer Alpha-, Theta- oder Delta-Aktivität mit eingelagerten Sharp-waves in Erscheinung

Die Abb. 20 zeigt das mobile Langzeit-EEG eines Patienten im nonkonvulsiven Status komplex-partieller Anfälle mit eigenbrötlerisch-paranoiden Ideen. Der Patient war zeitweise reizbar oder starrte vor sich hin. In Episoden von 30 min bis Stunden traten im EEG Frequenzveränderungen mit Alpha-, Theta- oder Delta-Aktivität mit eingelagerten Sharp-waves auf.

Tonische Anfälle können aber auch als nonkonvulsive Status imponieren, wie eine Kasuistik von Somerville u. Bruni (1983) zeigt:

Ein 17jähriges Mädchen wurde wegen eines Verwirrtheitszustandes in die Klinik eingewiesen. Die Patientin litt seit dem 5. Lebensjahr an Grand-mal-Anfällen. Neben der Verwirrtheit trat alle 15 min eine tonische Extremitätenanspannung mit Apnoe bei geöffneten Augen für ca. 60 s auf. Danach bestand weiterhin eine Verwirrtheit. Im EEG Allgemeinveränderung. Iktual zunächst generalisierte schnelle Aktivität niederer Amplitude, gefolgt von Spike- und Polyspike-Entladungen, frontal betont. Phenytoin, Phenobarbital und Valproat waren ohne therapeutischen Effekt, unter Diazepam kam es zur Anfallsaktivierung. Der Status dauerte 14 Tage, danach war eine meßbare Verminderung des Intelligenzquotienten zu verzeichnen.

Bei einer größeren Patientengruppe hatten Roger et al. (1974) bei Status tonischer Anfälle in 17% nur mittels polygraphischer Ableitungen Bewegungen nachweisen können, die dem bloßen Auge entgingen.

Nonkonvulsive Status als Folge exogener Hirnschädigungen

Nach *Myelographie* mit *Metrizamide* beobachteten Levin u. Lee (1985) einen nonkonvulsiven Status der klinisch mit Verwirrtheit, Dysphasie, Asterixis und Tremor einherging. Im EEG traten generalisierte 2,5–3,5/s Spike-wave-Komplexe auf. Ähnliche Beobachtungen stammen von Vollmer et al. (1985) sowie Vickrey u. Bahls (1989).

Bei 10 komatösen Patienten mit *hypoxischem Hirnschaden* fanden Simon u. Aminoff (1986) keine klinisch faßbaren epileptischen Entäußerungen, wohl aber generalisierte Spike-wave-Komplexe oder multifokale epileptische Entladungen im EEG. Die EEG-Befunde waren durch eine antiepileptische Pharmakotherapie kaum zu beeinflussen. Vickrey u. Bahls (1989) berichteten über einen 64jährigen Patienten, der nach einer *zerebralen Angiographie* Lethargie und Aphasie aufwies. Im EEG nahezu kontinuierliche generalisierte Delta-Aktivität, temporal links und okzipital betont mit häufig eingelagerten Sharp-wave- und Spike-wave-Komplexen. Unter einer Therapie mit Phenytoin klang die Symptomatik innerhalb von 24 h ab.

Mewe et al. (1989) beschrieben in drei Fällen nonkonvulsive Status als Folge intrakranieller operativer Eingriffe.

Ein nonkonvulsiver Status epilepticus kann auch die Erstmanifestation neurologischer Symptome beim Lupus erythematodes sein (Elger u. Ludolph 1989) oder im Rahmen einer Thyreotoxikose auftreten (Tettenborn et al. 1989).

Literatur

Aarts JHP, Binnie CD, Smit A, Wilkins AJ (1982) Performance testing during epileptiform activity. In: Stefan H, Burr W (eds) Mobile long-term EEG monitoring. Fischer, Stuttgart, pp 161–168

Anonymus (1987) Non-convulsive status epilepticus. Lancet I:958–959

Billard C, Autret A, Laffont F, Lucas B, Degiovanni E (1982) Electrical status epilepticus during sleep in children: A reappraisal from eight new cases. In: Storman MB, Shouse MN, Passouant P (eds) Sleep and epilepsy. Academic Press, New York, pp 465–479

Brett EM (1966) Minor epileptic status. J Neurol Sci 3:52–75

Christian W (1980) Statusformen kleiner epileptischer Anfälle. Nervenarzt 51:591–606

Doose H (1981) Kleine generalisierte Anfälle. In: Hopf HC, Poeck K, Schliack H (Hrsg) Neurologie in Klinik und Praxis, B II. Thieme, Stuttgart, S 6.14–6.36

Doose H (1983) Nonconvulsive status epilepticus in childhood. Clinical aspects and classification. In: Delgado-Escueta AV, Wasterlain CG, Treiman DM, Porter RJ (eds) Advances in neurology, Vol 34: Status epilepticus. Raven Press, New York, pp 83–92

Doose H, Völzke E (1979) Petit mal status and dementia. Neuropädiatrie 10:10–14

Elger CE, Ludolph AC (1989) Nichtkonvulsive epileptische Staten als erstes Zeichen einer zerebralen Manifestation eines Lupus erythematodes. In: Fischer P-A, Baas H, Enzensberger W (Hrsg) Verhandlungen der Deutschen Gesellschaaft für Neurologie, Bd 5. Springer, Berlin Heidelberg New York Tokyo S 623–625

Gökyigit A, Apak S, Caliskan A (1986) Electrical status epilepticus lasting for 17-months without behavioural changes. EEG Clin Neurophysiol 63:32–34

Goode DJ, Penry JK, Dreifuss FE (1970) Effects of paroxysmal spike-wave on continuous visual-motor performance. Epilepsia 11:241–254

Guberman A, Cantu-Reyna G, Stuss D, Broughton R (1986) Nonconvulsive generalized status epilepticus: Clinical features, neuropsychological testing and long-term follow-up. Neurology 36:1284–1291

Hutt SJ, Fairweather H (1973) Paced and unpaced serial response performance during two types of EEG activity J neurol Sci 19:85-96

Hutt SJ, Newton J, Fairweather H (1977) Choice reaction time and EEG activity in children with epilepsy. Neuropsychologia 15:257-267

Levin R, Lee SI (1985) Nonconvulsive status epilepticus following metrizamide myelogram. Ann Neurol 17:518-519

Lim J, Yagnik P, Schraeder P, Wheeler S (1986) Ictal catatonia as a manifestation of nonconvulsive status epilepticus. J Neurol Neurosurg Psychiatry 49:833-836

Livingston JH, Brown JK (1987) Non-convulsive status epilepticus resistant to benzodiazepines. Arch Dis childhood 62:41-44

Mewe R, König H-J, Elger CE, Wieser HG (1989) Verkennung nicht-konvulsiver epileptischer Staten als posttraumatische exogene Psychose. Nervenarzt 60:433-436

Morikawa T, Seino M, Osawa T, Yagi K (1985) Five children with continuous spike-wave discharges during sleep. In: Roger J. Dravet C, Bureau M, Dreifuss FE, Wolf P (eds) Epileptic syndromes in infancy, childhood and adolescence. John Libbey, London, pp 205-212

Ohtahara S, Oka E, Yamatogi Y, et al. (1979) Non-convulsive status epilepticus in childhood. Folia Psychiat Neurol Jpg 33:345-351

Patry G, Lyagoubi S, Tassinari CA (1971) Sublinical „electrical status epilepticus“ induced by sleep in children. Arch Neurol 24:242-252

Porter RJ, Penry JK, Dreifuss FE (1973) Responsiveness at the onset of spike-wave bursts. Electroencephalogi clin Neurophysiol 34:239-245

Roger J, Lob H, Tassinari CA (1974) Status epilepticus. In: Vinken PJ, Bruyn GW (eds) Handbook of clinical neurology, Vol 15. North Holland Publ., Amsterdam, pp 145-188

Simon RP, Aminoff MJ (1986) Electrographic status epilepticus in fatal anoxic coma. Ann Neurol 20:351-355

Somerville ER, Bruni J (1983) Tonic status epilepticus presenting as confusional state. Ann Neurol 13:549-551

Tassinari CA, Bureau M, Dravet C, Dalla Bernardina B, Roger J (1985) Epilepsy with continuous spikes and waves during slow sleep. In: Epileptic syndromes in infancy, childhood and adolescence. John Libbey, London, pp 194-204

Tassinari CA, Bureau M, Dravet C, Roger J, Daniele Natale O (1982) Electrical status epilepticus during sleep in children. In: Storman MB, Shouse MN, Passouant P (eds) Sleep and epilepsy. Academic Press, New York, pp 465-479

Tettenborn B, Krämer G, Besser R, Kahaly G (1989) Nichtkonvulsiver Status epilepticus bei Thyreotoxikose. In: Wolf (P) (Hrsg) Epilepsie 88. Einhorn Presse, Reinbek, S 217-220

Tizard B, Margerison JH (1963) Psychological functions during spike-wave discharges. Br J Soc Clin Psychol 3:6-15

Tomson T, Svanborg E, Wedlund J-E (1986) Nonkonvulsive status epilepticus: High incidence of complex partial status. Epilepsia 27:276-285

Treiman DM, Delgado-Escueta AV (1983) Complex partial status epilepticus. In: Delgado-Escueta AV, Wasterlain CG, Treiman DM, Porter RJ (eds) Advances in neurology, Vol 34: Status epilepticus. Raven Press, New York, pp 69–81

Vickrey BG, Bahls FH (1989) Nonconvulsie status epilepticus following cerebral angiograph. Ann Neurol 25:199–201

Völzke E, Doose H (1979) Petit mal status and dementia. Epilepsia 20:183

Vollmer ME, Weiss H. Beanland C, Krumholz A (1985) Prolonged confusion due to absence status following metrizamide myelography. Arch Neurol 42:1005–1008

Status psychogener Anfälle

Die *Manifestation* psychogener Anfälle ist möglich als isoliertes konversionsneurotisches Symptom oder in Kombination mit epileptischen Anfällen (Hysteroepilepsie). Letzteres betrifft insbesondere Patienten mit therapierefraktären epileptischen Anfällen, die in 8–20% zusätzlich psychogene Anfälle aufweisen (Ramani et al. 1980; Desai et al. 1979; Kruse 1979; Diehl 1982; Bratz u. Falkenberg 1904; Schernus 1983; Remschmidt 1986; Riley u. Brannon 1980). 5–35% aller „Anfallskranken" haben zusätzlich oder ausschließlich psychogene Anfälle, etwa 40% aller Konversionssyndrome manifestieren sich als psychogene Anfälle (Wilkus et al. 1984).

Epidemiologische Angaben zur Dominanz eines Geschlechtes differieren zwischen einem Überwiegen der Mädchen im Kindesalter (Wilkus et al. 1984) und ausgeglichener Verteilung (King et al. 1982). Angaben zur Häufigkeit von Status psychogener Anfälle sind uns nicht bekannt, doch lehrt die klinische Erfahrung die Schwierigkeit einer Differenzierung gegenüber epileptischen Anfallsstatus im Einzelfall.

In ihrer *klinischen Symptomatik* imitieren psychogene Anfälle überwiegend (bis zu 97%) Grand-mal-Anfälle. Bei 20% der betroffenen Patienten kommen zwei verschiedene Formen psychogener Anfälle nebeneinander vor (Luther et al. 1982).

Diagnostisch wesentlich ist eine simultane Video-EEG (SDA)-Aufzeichnung zur Anfallsanalyse. Hormonbestimmungen im Serum, insbesondere Prolaktin, können ebenfalls wertvolle Hinweise geben (Bauer et al. 1987, 1989).

Bei der Analyse von *Video-EEG-Aufzeichnungen* gelten fehlende Veränderungen der EEG-Grundaktivität vor, während und nach dem Anfall als Kriterium psychogener Anfälle. Im Anfalls-EEG dominieren Bewegungs- und Muskelartefakte oder es besteht ein normaler Befund. Zu bedenken ist dabei jedoch, daß die Registrierung iktualer EEG-Entladungen im Oberflächen-EEG, z.B. bei komplex-partiellen Anfällen, ebenfalls fehlen kann (Zivin u. Ajmone-Marsan 1968; Gastaut u. Vigourous 1958; Luther et al. 1982; King et al. 1982).

Die EEG-Aufzeichnung bedarf somit der Ergänzung durch die Analyse des klinischen Anfallsablaufs. Bei der Beurteilung einer größeren Anzahl von Patienten mit psychogenen Anfällen mittels Video-EEG-Aufzeichnungen waren die Iktus in 59% durch meist unspezifische Prodrome eingeleitet und ließen sich in 73% durch Auslöser wie Streß und Angst hervorrufen. Nur in 1/6 der Fälle begann der Anfall ohne Anwesenheit eines Beobachters, nie aber aus dem Schlaf (Luther et al. 1982; Cohen u. Suter 1982). Während Gates et al. (1985) fehlende Vokalisationen in der zweiten Anfallsphase als typisch bei psychogenen Anfällen beschrieben, widersprechen dieser Beobachtung Ergebnisse von Luther et al. (1982), die bei 12 von 37 Patienten Vokalisationen während des gesamten Anfalls fanden. Hervorgehoben sei auch, daß der Zungenbiß im psychogenen Anfall in aller Regel an der Zungenspitze, bei epileptischen Anfällen am seitlichen Zungenrand zu finden ist. Häufig werden die Augen zugekniffen.

Die *Hormonanalysen* werden akut zur Differentialdiagnose aufgrund der nicht sofort verfügbaren Bestimmung nicht wesentlich hilfreich, für die weitere endgültige Diagnose aber u.U. von Relevanz sein. Signifikante Anstiege der Serum-Prolaktin-Konzentrationen wurden nach epileptischen Anfällen in gewisser Regelmäßigkeit beobachtet, so bei Grand-mal-Anfällen in 88%, komplex-partiellen Anfällen in 78%, einfach-partiellen Anfällen in 22% und primär generalisierten Anfällen, wie etwa Absencen oder generalisiert tonischen Anfällen, in 7%. Nach psychogenen Anfällen fehlten jedoch bisher signifikante Anstiege (Bauer et al. 1987, 1989). Der Nachweis eines signifikant erhöhten Prolaktinspiegels (Anstieg auf mehr als 700 µU/ml in den ersten 20 min postiktual) weist somit auf das Vorliegen epileptischer Anfälle hin, wenn andere Ursachen erhöhter Prolaktinkonzentrationen fehlen. Aus einem fehlenden Anstieg kann jedoch nicht zwangsläufig auf einen psychogenen Anfall zurückgeschlossen werden.

Eine 25jährige Patientin, die an einer bekannten Epilepsie mit komplex-partiellen Anfällen aber auch psychogenen Anfällen litt, wurde - zum wiederholten Male - wegen eines Status epilepticus in die Klinik eingewiesen. Vom Notarzt intubiert und relaxiert wurde sie zunächst auf der Intensivstation behandelt. Bei Aufnahme war die Patientin wach, reagierte nicht auf Ansprache, die Augen waren leicht geschlossen, die Pupillen beidseits weit und prompt lichtreagibel. Sie zeigte Willkürbewegungen beider Beine und des rechten Arms, ohne daß koordinierte oder rhythmische motorische Entäußerungen zu beobachten waren. Eine tonische Extremitätenanspannung fehlte ebenso wie Zungenbiß und Einnässen.

Im EEG waren dabei keine epilepsietypischen Potentiale nachweisbar, die Grundaktivität betrug 9-10 s.

Differentialdiagnostisch sind Status psychogener Anfälle zunächst gegen Status epileptischer Grand-mal-Anfälle abzugrenzen. Grand-mal-Status werden am ehesten imitiert, eine „Verwirrtheit" kann allerdings auch einem Status komplex-partieller Anfälle stark ähneln (Diehl 1982).

Wiederholte Einweisungen von Patienten auf Intensivstationen bei Status psychogener Anfälle - fehldiagnostiziert als Grand-mal-Status - können vermieden werden, wenn vor der Intubation bei der Untersuchung auf diese Unterscheidung geachtet wird.

Therapeutisch ist eine Beruhigung durch Zuwendung meist die erfolgreichste Therapie, evtl. in Kombination mit geringen Dosen von Benzodiazepinen. Patienten im Status psychogener Anfälle tolerieren oft erstaunlich hohe Dosen von Antiepileptika, ohne wesentliche Ermüdungserscheinungen zu zeigen. Dies erschwert die Aufrechterhaltung der Diagnose „psychogen" im konkreten Fall.

Literatur

Bauer J, Rao ML, Stefan H (1987) Postiktuale Serum-Prolaktin-Bestimmung zur Differenzierung zwischen epileptischen und psychogenen Anfällen. Aktuel Neurol 14:60-62

Bauer J, Stefan H, Schrell U, Sappke U, Uhlig B (1989) Neurophysiologische Grundlagen und klinische Wertigkeit postiktualer Serum-Prolaktin-Konzentrationen bei epilep- tischen Anfällen. Fortschr Neurol Psychiat 57:457–468

Bratz E, Falkenberg (1904) Hysterie und Epilepsie. Arch Psychiat Nervenkrankh 38:500

Cohen RJ, Suter C (1982) Hysterical seizures: Suggestion as a provocative EEG test. Ann Neurol 11:391-1395

Desai B, Porter R, Penry J (1979) The psychogenic seizure by video tape analysis: A study of 42 attacks in 6 patients. Neurology (NY) 29:602

Diehl LW (1982) Anfälle nicht-epileptischer Genese (bei chronischen Epilepsien). In: Haller H (Hrsg) Schriften zur ärztlichen Praxis, B 9: Aktuelle Epilep- tologie, 2. Aufl. Werk-Verlag Dr. Edmund Banaschewski, München-Gräfeling, S 54–61

Gastaut H, Vigouroux M (1958) Electroclinical correlations in 500 cases of psychomotor seizures. In: Baldwin M, Bailey P (eds) Temporal lobe epilepsy. Thomas, Springfield, Ill., pp 118–128

Gates JR, Ramani V, Whalen S, Loewensan R (1985) Ictal characteristics of pseudoseizures. Arch Neurol 42:1183–1187

King DW, Gallagher BB, Murvin AJ, Smith DB, Marcus DJ, Hartlage LC, Ward LC III (1982) Pseudoseizures: Diagnostic evaluation. Neurology (NY) 32:18–32

Kruse R (1979) Die Kombination hysterischer und epileptischer Anfälle im Kindes- und Jugendalter. In: Doose H, Groß-Selbeck G (Hrsg) Epilepsie 1978. Thieme, Stuttgart, S 112–127

Luther JS, McNamara JO, Carwile S, Miller P, Hope V (1982) Pseudoepileptic seizures: Methods and video analysis to aid diagnosis. Ann Neurol 12:458–462

Ramani S, Quesney L, Olson D, Gumnit R (1980) Diagnosis of hysterical seizures in epileptic patients. Am J Psychiatry 137:705–709

Remschmidt H (1986) Psychogene Anfälle im Kindes- und Jugendalter. In: Groß-Selbeck G (Hrsg) Das anfallskranke Kind, B 4: Differentialdiagnose cere- braler Anfälle. Edition m+p Dr. Werner Rudat, Hamburg, S 55–76

Riley TL, Brannon WL (1980) Recognition of pseudoseizures. J Fam Pract 10:213–220

Schernus R (1983) Vom Sinn psychogener Anfälle bei Kindern mit Epilepsie. In: Boenigk HE (Hrsg) Das anfallskranke Kind, B 2: Soziale und psychische Aspekte. Edition m+p Dr. Werner Rudat, Hamburg, S 27–42

Wilkus RJ, Dodrill CB, Thompson PM (1984) Intensive EEG monitoring and psychological studies of patients with pseudoepileptic seizures. Epilepsia 25:100–107

Zivin L, Ajmone-Marsan C (1968) Incidence and prognostic significance of „epileptiform“ activity in the EEG of non-epileptic subjects. Brain 91:751–778

Status epilepticus und Schwangerschaft

Das Auftreten eines Status epilepticus in der Schwangerschaft ist nicht häufiger als sonst, wohl aber eine gefürchtete Komplikation (Schmidt 1983). Bis 1964 waren 30 Fälle publiziert worden (Degkwitz 1964; Hofmann 1929; Haupt 1929; Burnett 1946; Goodwin u. Lawson 1947; McClure 1955; Klein et al. 1956; Gusev 1960; Clenesen 1929). Angaben über eine Indikation zur Sectio sind aus der meist früheren Literatur uneinheitlich. Sachs (1910) weist gar darauf hin, daß ihm kein Fall eines Status epilepticus während der Schwangerschaft bekannt sei, der durch eine Unterbrechung der Schwangerschaft geheilt werden konnte.

Englert et al. (1987) berichteten über einen postpartalen Status epilepticus mit zunächst fokalen, später generalisierten Anfällen, der sich bei zwei Schwestern ereignete. Ätiologisch wurde ein Reye-ähnliches Syndrom diskutiert.

Bei der Eklampsie sind epileptische Anfälle ein häufiges Symptom. Therapeutisch werden Diazepam (Browne u. Penry 1973; Graf 1972; Hohenbleicher 1969; Pschyrembel 1973), Clonazepam (Wiknjosastro et al. 1974) und Clomentiazal (Bolte u. Steinbrück 1969; Duffus et al. 1968; Pschyrembel 1973; Schulz 1969; Torgard et al. 1965) favorisiert.

Auch die Behandlung mittels eines „lytischen Cocktails“ (Megaphen plus Promethazin plus Pethidin) wurde beschrieben (Hohenbleicher 1969; Wimhöfer 1969).

Literatur

Bolta A, Steinbrück G (1969) Chlomethiazol (Distraneurin) bei therapieresistenten eklamptischen Anfällen. Geburtsh Frauenheilk 29:143–145

Browne TR, Penry JK (1973) Benzodiazepines in the treatment of epilepsy. Epilepsia 14:277–310

Burnett CWF (1946) A survey of the relation between epilepsy and pregnancy. J Obstet Gynaecol Br Emp 53:539

Clenesen K (1926) zitiert nach Degkwitz R (1964)

Degkwitz R (1964) Über den Einfluß der Schwangerschaft und ihres Abbruchs auf neurologische und psychische Krankheiten. Fortschr Neurol Psychiat 32:105–161

Duffus GM, Tunstal ME, MacGallivray I (1968) Intravenous chlomethiazole in preeclamptic toxaemia in labour. Lancet I: 335–337

Englert D, Rösler E, Reimann G Baumgarten F von, Wünsch P (1987) Postpartaler Krampstatus bei 2 Schwestern - eine Reye-ähnliches Krankheitsbild. In: Poeck K, Hacke W, Schneider R (Hrsg) Verhandlungen der Deutschen Gesellschaft für Neurologie. Springer, Berlin Heidelberg New York Tokyo, S 627–628

Goodwin JF, Lawson CW (1947) Status epilepticus complicating pregnancy. Br Med J II:332

Graf H (1972) Die Behandlung der Spättoxikose (EPH-Gestose, Präeklampsie). In: Hornbostel H von, Kaufmann W, Siegenthaler W (Hrsg) Aktuelle Diagnostik - Aktuelle Therapie 1972. Thieme, Stuttgart

Gusev VA (1960) „Status epilepticus“ in pregnant women. Akush i Ginek 36:67

Haupt (1929) Zur Frage der Schwangerschaftsunterbrechung wegen Status epilepticus. Monatsschr Geburtsh Gynäkol 83:16

Hofmann H (1929) Über künstliche Unterbrechung der Schwangerschaft im Status epilepticus. Z Geburtsh Gynäkol 95:72

Hohenbleicher R (1969) 23 Krampfanfälle ohne letalen Ausgang bei Anwendung von Diazepam. Med Klin 64:434–435

Klein MD, Goodfriend MJ, Shey IA (1956) Status epilepticus and pregnancy. J Obstet Gynecol 72:188

McClure JH (1955) Idiopathic epilepsy in pregnancy. Am J Obstet Gynecol 70:296

Pschyrembel W (1973) Praktische Geburtshilfe. De Gruyter, Berlin

Sachs E (1910) Status epilepticus und Schwangerschaft. Monatsschr Geburtsh Gynäkol 32:649–672

Schmidt D (1983) Pharmakotherapie von Epilepsien - Aktuelle Fragen und Kontroversen. Fortschr Neurol Psychiat 51:363–386

Schulz B (1969) Eklampsiebehandlung mit Chlomethiazol. Geburtsh Frauenheilk 29:139–142

Torgard E, Brody S, Dhuner K-G (1965) EEG in eclampsia. EEG-EMG, 6th International Congress of Elextroencephalography and Clinical Neurophysiology. Wien 1965

Wiknjosastro H, Saifuddi AB, Wiknjosastro GH (1974) Eclampsia in Dr. Tjipto Rangunkusumo General Hospital, Jakarta Seminar on hypertensive disorderes and pregnancy toxaemias including eclampsia. Kuala Lumpur 1974

Wimhöfer H (1969) Therapie der Präeklampsie und Eklampsie. In: Aktuelle Diagnostik - Aktuelle Therapie 1968. Thieme, Stuttgart

Allgemeine Aspekte der Diagnose und Therapie des Status epilepticus

Die Therapie des Status epilepticus setzt voraus, daß *zunächst* die *Diagnose* gestellt wird. Für einzelne Statusformen ist dies meist wenig problematisch, kann sich jedoch in Einzelfällen oder bei bestimmten Statusformen (z. B. nonkonvulsive Status) schwierig gestalten. Da nach der Diagnose folgerichtig und konsequent eine Therapie mit differenten Medikamenten durchgeführt werden muß, sind Fehldiagnose (z. B. Grand-mal-Status statt Status psychogener Anfälle) und verfehlte oder kontraindizierte Therapie, z. B.

- *hyperosmolares nicht-ketoazidotisches Koma:* Phenytoin kontraindiziert (Druschky et al. 1976; Flügel u. Druschky 1976) (Tabelle 3),
- *Status tonischer Anfälle:* verstärkt durch Benzodiazepine (Lerman 1986),
- *akute intermittierende Porphyrie:* Barbiturate, Phenytoin, Ethosuximid kontraindiziert, Ausweichpräparate: Brom, Clomethiazol (Druschky 1978) oder Clonazepam bzw. Magnesiumsulfat,

zu vermeiden.

Die Vielfalt möglicher Status epileptici erlaubt in einer allgemeinen Übersicht keine allgemeinverbindlichen therapeutischen Aussagen. Trotzdem sind für die *meisten Status Benzodiazepine* und *Phenytoin* als Mittel der Wahl anzusehen. Die Erfolgsrate liegt dabei in Übersichten bei 80–85% (Scholtes u. van der Dries 1987).

Das *weitere Vorgehen* wird bei fehlender Wirkung *unterschiedlich* angegeben und hängt vom Anfallstyp, der Auslöseursache (z. B. bei Grand-mal-Status im Rahmen eines Alkoholdelirs ist Clomethia-

Tabelle 3. Neurologische und laborchemische Symptome des hyperosmolaren nicht-ketoazidotischen Coma diabeticum

Neurologisch (fakultativ)
- fokal-motorische Anfälle
- generalisierte Anfälle
- Pyramidenbahnzeichen
- Meningismus
- Hemi- oder Monoparesen
- Aphasie
- Hemianopsie
Laborchemisch
- Hyperglykämie
- fehlende Ketoazidose
- Hyperosmolarität
- Dehydratation
- Hypernatriämie
- Azotämie

zol Mittel der Wahl), persönlichen Erfahrungen und dem Befinden des Patienten ab (von Albert 1981 a; Delgado-Escueta et al. 1982; Dilger et al. 1983; Gobiet 1980; Hacke 1987; Jörg 1988; Poeck 1986; Salcam 1983; Schmidt 1981, 1988; Schuster 1979; Schuster et al. 1983; Sefrin u. Blumenberg 1986).

Im folgenden sollen zunächst Aspekte der Statusdiagnostik und erste therapeutische Maßnahmen diskutiert werden, gefolgt von differenzierten Überlegungen der medikamentösen Therapie. Zu unterscheiden sind bei Diagnostik und Therapie die Möglichkeiten ambulanter und klinischer Versorgung.

Im nächsten Kapitel werden Medikamente der 2. Wahl für die Behandlung, insbesondere des Grand-mal-Status, dargestellt. In den *Flußdiagrammen* sind Diagnostik und Therapie des Grand-mal-Status sowie des Status kleiner epileptischer Anfälle zusammengefaßt.

Erstmaßnahmen der ambulanten Versorgung bei (V. a.) Status epilepticus

Den Erörterungen soll, der klinischen Relevanz folgend, das Auftreten von *Grand-mal-Anfällen* zugrunde gelegt werden.

Der *einzelne Grand-mal-Anfall* stellt an sich keine Notfallsituation mit *medikamentöser Behandlungsindikation* dar. *Allgemeine Maßnahmen* wie das Lockern enger Kleidung, das Vermeiden von Verletzungen (z. B. durch das Unterlegen einer Jacke oder Decke) sind *wesentlich.* Während eines Anfalls sollte man einen Beißschutz mittels Bißkeil o. ä. nicht mehr erzwingen.

Bei mehr als *5minütigen* tonisch-klonischen *motorischen Entäußerungen* (cave: postiktuale Umdämmerung nicht mitgerechnet!) besteht jedoch sicher die *Notwendigkeit* einer *medikamentösen Behandlung.* Die klinische Behandlungsindikation steht dabei zwar im Gegensatz zur theoretischen Definition des „Status epilepticus" (im Mindestfall 15minütige Dauer), doch sollte der Patient nicht dem Risiko von Komplikationen ausgesetzt werden (Aspiration, Hypoxie).

Nachdem man erste Schritte zur Sicherung des Patienten unternommen hat, sollte - sofern möglich - eine Fremdanamnese erhoben werden, aus der sich *Handlungsrichtlinien* ergeben können:

1. Wie lange besteht der Anfall bereits?
   Wenn mehr als 5 min, dann i. v. Injektion von Benzodiazepinen.
2. Ist bei dem Betroffenen eine Epilepsie bekannt?
   Wenn ja, warten und vorgehen wie unter 1.
3. Wenn nein, so ist eine weitere Diagnostik notwendig, insbesondere die Bestimmung des Blutzuckerspiegels mittels Blutzuckerstix. Bei Hypoglykämie Glukose 20 % i. v., bis der Anfall sistiert und der Patient erwacht.
4. Gelingt aufgrund der motorischen Entäußerungen oder schlechter Venenverhältnisse eine i. v. Injektion von Antiepileptika nicht, so besteht die Möglichkeit einer i. m. Gabe von Midazolam (Dormicum) oder die Gabe der rektalen Diazepam-Lösung (rectal tube) (von Albert 1983).

Eine Indikation zur Krankenhauseinweisung ergibt sich nicht in jedem Fall. Sistiert der isolierte GM-Anfall bei einem Patienten mit bekannter Epilepsie von allein oder nach Gabe einer geringen Dosis von Benzodiazepinen und befindet sich der Patient in Überwachung durch Angehörige, so bedarf es keiner Krankenhauseinweisung. Dies sollte nur dann erwogen werden, wenn Bedingungen bestehen, die ein weiteres Auftreten von Anfällen oder die Entwicklung eines Status epilepticus wahrscheinlich erscheinen lassen: fieberhafte Erkrankung, bisher nicht bekannte pathologische neurologische Untersuchungsbefunde, Reduktion oder Absetzen einer antiepileptischen Therapie, Diarrhoe oder Erbrechen (mangelnde Antiepileptika-Resorption) oder aber wenn die Angehörigen oder der Patient dies wünschen.

Entwickelt sich eine *Anfallsserie* bzw. ein *Status,* so bedarf es der *klinischen Behandlung.*

Maßnahmen nach der Erstversorgung und vor der Klinikeinweisung

Sistiert ein GM nach Gabe von 10–20 mg Diazepam i. v. oder 1–2 mg Clonazepam i. v. nicht, so kann bereits präklinisch eine Phenytoinschnellinfusion mit Infusionskonzentrat begonnen werden (750 mg Phenytoin-Infusionskonzentrat in 500 ml 0,9 %iger NaCl streng i. v. in 30–60 min). Bei sicherer intravenöser Gabe sind die Risiken der Behandlung auch außerhalb einer Klinik geringer als die Gefahren eines unbehandelten GM-Status, nicht zuletzt, da dessen Prognose vom Intervall zwischen Statusbeginn und Therapieeinleitung bestimmt wird.

Eine solche Therapie bedarf selbstverständlich einer ärztlichen Überwachung und Begleitung des Transportes. Hervorzuheben ist, daß eine prophylaktische Intubation neurologischerseits keineswegs notwendig ist, sondern nur bei manifester Ateminsuffizienz (Aspiration) oder dem therapeutischen Einsatz von Narkotika (Pentobarbital) (Stefan 1988; von Albert 1981 a, b; von Albert 1982, 1983).

Maßnahmen nach der Klinikeinweisung

Nach der Übernahme des Patienten vom Notarzt bedarf es zunächst der Sicherung der *Vitalfunktionen* des Patienten sowie der Niederschrift von *Anamnese* und klinischem *Befund (neurologischer Befund, Bewußtseinslage; Bestehen weiter Anfälle, wenn ja, welcher Art; Intubationspflichtigkeit?). Wenn notwenig und möglich, so erfolgt die Erstversorgung auf einer neurologischen (internistischen) Intensivstation.* Das Überprüfen oder Legen des intravenösen Zugangs sowie eine erweiterte *Labordiagnostik* schließen sich an (Blutglukose; Osmolarität; Antiepileptikablutspiegel; Routinelaborparameter; Blut-Gas-Analyse; Blutbild, Gerinnungsparameter, BSG, Elektrolyte, Kreatinin, Harnstoff). Die Laboranalysen sind u. a. auch deshalb wichtig, weil gerade im Kindesalter verschiedene Elektrolytstörungen epileptische Anfälle auslösen können (Kruse 1986).

Auch das hyperosmolare nicht-ketoazidotische Koma diabeticum geht relativ häufig mit Status fokaler Anfälle einher. Diese Diagnose ist von klinischer Relevanz, weil gerade Phenytoin durch eine Erhöhung der Glukosekonzentration und der Osmolarität - infolge der Hemmung der Insulinfreisetzung - eine Verschlechterung des Status bis hin zum letalen Ausgang bewirken kann (Flügel u. Druschky 1976; Druschky et al. 1976). Die Symptomatik des hyperosmolaren nicht-ketoazidotischen Komas ist in Tabelle 3 dargestellt.

Die *klinische Diagnostik* - neben fortgesetzter Therapie - zielt auf die Klärung der dem Status zugrundeliegenden Erkrankung, da eine spezifische Therapie die besten Behandlungschancen bietet:

1. Ist anamnestisch eine Epilepsie bei dem Patienten bekannt, so sollte das Augenmerk - wie in symptomatischen Fällen natürlich auch - möglichen Folgeerkrankungen oder -verletzungen gelten (Knöcherne Verletzungen durch Sturz im Anfall? Sekundäre Bewußtseinseintrübung durch Commotio/Contusio cerebri? Hämatom?).
2. Bei unauffälliger Vorgeschichte, insbesondere im Erwachsenenalter, müssen mögliche Grunderkrankungen, die mit einem initialen Status epilepticus vorgesellschaftet sein können, nachgewiesen oder ausgeschlossen werden. Im Einzelfall gibt der klini-

sche Untersuchungsbefund bereits Hinweise auf die Genese (z. B. Hemiparese bei Hirninfarkt, -blutung oder -tumor):

- bei V.a. *Hirninfarkt:* kraniales CT, Doppler-Sonographie extrakranieller Gefäße;
- bei V.a. *Hirnblutung:* kraniales CT;
- bei V.a. *Sinusvenenthrombose:* CCT bzw. MRT, Angiographie;
- bei V.a. *Enzephalitis:* CCT, LP, EEG;
- bei V.a. *Hirntumor:* CCT bzw. MRT, EEG.

Läßt sich eine *ätiologische Diagnose* stellen, so ist eine ihr *entsprechende Therapie* einzuleiten. Status epileptici, z. B. im Rahmen von Enzephalitiden, bedürfen einer antibiotischen und antikonvulsiven Therapie (Stefan et al. 1989).

Nicht immer ist es möglich *Diagnostik und Therapie parallel abzuwickeln.* Die Sicherung der Vitalfunktionen des Patienten hat natürlich Vorrang.

Neben der ätiologischen Diagnostik ist nun die *Klassifikation des Anfallsstatus* von maßgeblicher Relevanz, da sich die Therapie danach richtet. Ohne Zeit zu verschwenden sollte diese Untersuchung mit Ruhe vorgenommen werden:

- Besteht ein Grand-mal-Status oder handelt es sich um einen Status psychogener Anfälle? Wenn irgend möglich sollte ein *EEG* abgeleitet werden, das beim GM-Status zumindest eine Allgemeinveränderung aufweisen muß, während Foci auch bei fokaler Einleitung eher selten sind. Das EEG kann jedoch im Status psychogener Anfälle nach Benzodiazepingabe ebenfalls eine Allgemeinveränderung aufweisen.
- Sind die motorischen Entäußerungen hauptsächlich oder ausschließlich tonisch, so könnte ein primär tonischer Status epilepticus vorliegen (cave: Benzodiazepine) oder dies könnte ein Hinweis auf eine bereits längere Dauer des GM-Status sein.

Ist die *Diagnose* eines *GM-Status* hinlänglich gesichert, so erfolgt die *Überprüfung* der inzwischen fortgesetzten *Therapie.* Nicht Polypragmasie und hektisches Treiben, sondern konsequente, aber überlegte Therapieschemata sollten angewendet werden (angesichts der Bedrohlichkeit des Status ist dies nicht immer leicht zu berücksichtigen).

Die meisten Patienten werden *präklinisch* initial mit *Benzodiazepinen* behandelt. Nach initaler i.v. Gabe von 10 mg Diazepam oder 1-2 mg Clonazepam und *fehlender Wirkung* erneuter Injektion derselben Dosis nach weiteren 5-10 min sollte die Benzodiazepingabe nicht weiter als Mittel der Wahl angesehen werden, sondern eine Behandlung mit *Phenytoin* eingeleitet werden. Erfolgte bereits die Phenytoingabe, so sollte diese bis zu einer Dosis von 750 mg komplettiert werden (Infusionskonzentrat!). Danach sollte der Effekt zunächst abgewartet werden. Sistieren die Anfälle innerhalb von 30 min nach Beendigung der Infusion nicht (diese kann in 15-20 min verabreicht, realistisch wohl innerhalb 40-60 min), so kann nochmals Phenytoin nachinfundiert werden, bis zu einer maximalen Dosis von 1,5 g/Tag. *Verschiedentlich* wird auch die bereits *initial* eingeleitete *Kombinationstherapie* aus einem *Benzodiazepin* und *Phenytoin* empfohlen (über getrennte Applikationswege!!). Der schnellere Wirkungseintritt der Benzodiazepine und die länger anhaltende Phenytoinwirkung sollen sich dabei ergänzen (Uthman u. Wilder 1989). Bei *Wirkungslosigkeit* dieser Therapie bestehen keine allgemeinüblichen oder gar verbindlichen *Therapieschemata* mehr.

Das weitere Vorgehen muß sich nach verschiedenen Faktoren richten:

- Konnte der Status epilepticus als durch ein *Alkoholentzugsdelir* bedingt verifiziert werden, so ist, sogar schon vor Phenytoin, *Clomethiazol* das Medikament der Wahl (Müller 1983).
- Besteht die Möglichkeit der Behandlung des Patienten auf einer Intensivstation mit Intubationsmöglichkeit, so ziehen viele Autoren eine frühzeitige Intubation und eine *Pentobarbitalnarkose* in Erwägung.
- Besteht keine Möglichkeit der Intubation, so sind Lidocain oder Phenobarbital mögliche Therapeutika (cave: mögliche Atemdepression bei höheren Dosierungen), die Verlegung des Patienten in ein Krankenhaus mit einer Intensivbehandlungsmöglichkeit ist ebenfalls zu erwägen.

Weitere Behandlungsmöglichkeiten sind - in differenzierter Auflistung - dem nächsten Kapitel zu entnehmen.

Alternative und *supportive Behandlungsverfahren* werden kontrovers diskutiert.

Strittig ist die Gabe von *Kortikosteroiden* zur *Hirnödemprophylaxe.* Sie wird vereinzelt als Standardtherapie empfohlen. Eine Kontraindikation einer solchen Therapie sollte der Verdacht oder der Nachweis einer entzündlichen ZNS-Erkrankung sein. Als weitere Begleitmaßnahmen werden eine Hirndrucksenkung mittels Mannit oder Lasix empfohlen, Temperatursenkung, Aspirationspneumonieprophylaxe, Digitalisierung. Diese Maßnahmen sollten jedoch nicht starr schematisch, sondern dem *individuellen Einzelfall angepaßt* erwogen werden (Schmid 1981; von Albert 1983; Soyka 1982).

Die Frage, ob eine *Sauerstoffgabe* im epileptischen Anfall bzw. beginnenden Status epilepticus (GM) indiziert ist, ist ebenfalls strittig.

Im Tierversuch konnte bei Status epileptici eine Senkung der Mortalität durch Relaxation und Beatmung erreicht werden (Plum u. Wasterlain 1971). Eine durch die Beteiligung der Atemmuskulatur an einer tonischen Anspannung entstehende obere venöse Einflußstauung verstärkt das Hirnödem, das wiederum den Status unterhalten könnte.

Tierexperimentelle Untersuchungen und klinische Beobachtungen beim Menschen lassen jedoch vermuten, daß die Gabe reinen Sauerstoffs einen Status verlängern kann, die Gabe 21 %igen Sauerstoffs hingegen eher nicht (Lugaresi et al. 1966; Plum u. Duffy 1975; Ruf 1951).

Spatz (1981) und Voit (1986) plädierten bei Zyanose dafür, keinen Sauerstoff zu geben, da dieser die Anfallsdauer verlängere.

Die Vorteilhaftigkeit der Gabe von Sauerstoff im Status läßt sich hingegen ebenfalls tierexperimentell und klinisch belegen (Caspers u. Speckmann 1972; Meyers et al. 1975; Niedermeyer 1959, Sahal Khalid u. Schulz 1976; Sayk u. Loebe 1974; Sutherland u. Tait 1969; Delgado-Escueta et al. 1982). Tierexperimentellen Untersuchungen folgend, erhöht die Prävention einer Azidose die Toleranz des ZNS gegenüber epileptischen Anfällen, Muskelrelaxation und Sauerstoffbeatmung verhindern die schwersten Nebenwirkungen der Anfälle (Wasterlain 1974).

Es gilt allerdings zu berücksichtigen, daß der Sauerstoffmangel bei Status zu hypoxischen Dauerschäden führen kann; selbst wenn die Hypoxie nach längerer Dauer den Status beendet, sind die Folgeschäden für den Patienten u. U. erheblich (Lawin u. Telschow 1975; Niedermeyer 1974; Plum u. Wasterlain 1971).

Die Standpunkte bleiben konträr und müssen im Einzelfall auch unter Berücksichtigung des kardiopulmonalen Befindens des Patienten entschieden werden. Bei einem komplizierten Grand-mal-Status und klinischen Zeichen der Hypoxie ist eine Intubation und Beatmung unseres Erachtens nach indiziert.

Eine *zusätzliche Behandlung* eines pharmakotherapieresistenten Status epilepticus besteht in einem *Luft-Liquor-Teilaustausch* durch Lumbalpunktion. Eine Kontraindikation stellt selbstverständlich ein erhöhter intrakranieller Druck mit der Gefahr der Einklemmung dar.

Die als Ultima ratio anzusehende Methode, die unterschiedlich beurteilt wird, hat - einigen Kasuistiken zufolge - vereinzelt Wirkung gezeigt (z. B. bei einem Fall einer Epilepsia partialis continua: Heckl u. Schäfer 1975). Die Methode sei hier nur am Rande erwähnt.

Die *Ursachen einer Therapieresistenz* eines Status epilepticus können vielfältig sein. Unter anderem sind folgende Aspekte zu berücksichtigen:

- *Fehldiagnose,* z. B. Grand-mal-Status bei Status psychogener Anfälle.
- Die *Ursache des Status* kann durch eine *antiepileptische Therapie* noch *verschlimmert,* der Status dadurch unterhalten werden. So z. B. beim hyperosmolaren nicht-ketoazidotischen Coma diabeticum, bei dem eine Phenytointherapie durch Erhöhung des Blutzuckerspiegels den Status verstärken kann (Flügel u. Druschky 1976).
- *Statusverschlechterung durch ein Antiepileptikum* (z. B. Provokation tonischer Anfälle durch Benzodiazepine).
- Durch *Wahl eines Antiepileptikums,* das nicht das Medikament der ersten Wahl darstellt. So etwa bei der Therapie eines Grand-mal-Status im Alkoholdelir (Phenytoin statt Chlomethiazol) (von Albert 1983).
- *Interaktion* verschiedener Medikamente mit den Antiepileptika bei einer Polytherapie (Reith 1984).

- *Unterdosierung* des Antiepileptikums, z. B. bei Phenytoingabe über eine Magensonde.
- Mit *schlechter Prognose* behaftet und somit oft pharmakotherapieresistent sind *Status bei zerebraler Grunderkrankung,* insbesondere sekundär generalisierte Grand-mal-Status, wie auch *gravierende internistische Begleiterkrankungen* (Fröscher et al. 1984).

Flußdiagramm 1. Präklinische Erstversorgung eines Patienten im Grand-mal-Status

---

Sicherung der Vitalfunktionen
- Verletzungsschutz
- Kleidung lockern
- Bißkeilschutz nicht erzwingen
- Atemwege frei?

Erste diagnostische Maßnahmen

- Anfallsbeobachtung:	Bewußtseinslage motorische Entäußerungen Zyanose Hypersalivation Einnässen
- Klinische Untersuchung:	Meningismus Kornealreflex Reaktion auf Schmerzreize Reaktion auf Ansprache Reflexe Paresen delirante Symptome Verletzungen Puls
- Blutzuckerstix	
- Venösen Zugang legen	

Fremdanamnese
- Epilepsie bekannt
- Dauer des jetzigen Anfalls
- letzte Anfallsfrequenz
- interkurrente Erkrankungen (Fieber?)
- Compliance
- Anfallssymptomatik vor dem Eintreffen
- Alkohol?

Diagnose
- Nach Untersuchung, Beobachtung und Anamnese Diagnose Grand-mal-Anfall berechtigt?
- Wenn ja: Dauer des Anfalls (d. h. tonisch-klonische motorische Entäußerungen, nicht postiktuale Umdämmerung!): wenn länger als 5 min, dann Behandlungsindikation!

Erste therapeutische Maßnahmen
- 10 mg Diazepam oder 1 mg Clonazepam i.v. (cave: Atemdepression, daher langsam i.v. (wenn kein venöser Zugang möglich: 10 mg Diazepam-rektiolen rektal oder 5-15 mg Midazolam i. m.)
- 10 min beobachten!
  Wenn der Anfall nicht sistiert: erneute Benzodiazepingabe wie oben.
- 5 min beobachten!
  Wenn der Status nicht sistiert, Einweisung in eine Klinik veranlassen.
  Inzwischen (falls möglich) Beginn einer Therapie mit Phenytoin.
- 750 mg Phenytoin (Phenhydan) Infusionskonzentrat in 500 ml 0,9 %iger NaCl-Lösung *streng i.v.* ohne eine andere Applikation über diesen venösen Zugang.
- Infusion über 20-60 min. Puls- und RR-Kontrolle.
- Bei Einweisung ärztliche Begleitung des Patienten notwendig.
- Ausführliche Übergabe an den Klinikarzt.

Flußdiagramm 2. Klinische Versorgung eines Patienten im Grand-mal-Status

---

Statusmanifestation in der Klinik
- Vorgehen wie in Flußdiagramm 1

Übernahme eines Patienten im GM-Status
- Sichern der Vitalfunktionen
- Anamnese durch den einweisenden Arzt
  - Dauer des Status
  - bisherige Therapie
  - Verlauf
  - Komplikationen
- Aufnahme auf einer Intensivsation

Erstversorgung
- Intubationspflichtig? Blutgase!

- Klinische Untersuchung des Patienten
  Bewußtseinslage
  Reaktion auf Ansprache
  Pupillenreaktion
  Kornealreflex
  Reflexe
  Paresen
  Reaktion auf Schmerzreize
  Verletzungen
  internistische Untersuchung
- Laboruntersuchungen, z. B. Gerinnung
  Blutbild
  Blutzucker, Osmolarität
  Elektrolyte
  Kreatinin
  Transaminasen
  Alkoholspiegel
  Antiepileptikaspiegel
- Venösen Zugang überprüfen, evtl. zentralen Venenzugang legen
- Magensonde
- Blasenkatheter (Ausfuhrbilanzierung)
- EKG

Therapeutische Maßnahmen
- Wenn bisher nur Benzodiazepine gegeben wurden (bis 20 mg Diazepam bzw. 2 mg Clonazepam), zusätzlich Therapie mit Phenytoin beginnen bzw. fortführen.
- 750 mg Phenytoin Infusionskonzentrat in 500 ml 0,9 %iger NaCl-Lösung streng i.v. über 20–60 min. Keine andere Applikation über diesen venösen Zugang!!
- Zusätzlich zu Phenytoin Fortsetzung der Benzodiazepintherapie: 10 mg Clonazepam (= 10 Ampullen Rivotril) + 30 ml Glukose 5 %: initial 20 ml/h, nach 1 h reduzieren auf 5 ml/h (cave: Atemdepression).

Diagnostische Maßnahmen
- Nach Sicherung der Vitalfunktionen und fortgesetzter Therapie erfolgen diagnostische Maßnahmen, die z. T. natürlich bereits parallel zu den obengenannten Schritten durchgeführt werden können.
- Diagnose „Grand-mal-Status" überprüfen und sichern
  Psychogene Anfälle?
  Epilepsiespezifische klinische Äußerungen?
  EEG-Ableitung wenn möglich
  - Fokus?
  - Epilepsietypische Potentiale?
  - Verlangsamung der Grundaktivität?

- Leidet der Patient anamnestisch an einer Epilepsie?
  Dauermedikation?
  Wenn ja, dann fortsetzen
  Alkohol?
  Interkurrenter Infekt?
  Compliance
  Verletzungen durch Anfall
  (z. B. Sturz? Röntgen?)
- Ätiologie des Status unklar:

  Enzephalitis?
  - Meningismus?
  - Fieber?
  - Leukozytose?
  - LP
  - CCT
  - Bei V.a. Abszeß: EEG

  Hirninfarkt/-blutung?
  - Hemiparese?
  - CCT
  - Dopplersonogramm

  Sinusthrombose?
  - Risikofaktoren (Pille, Rauchen, Adipositas)
  - CCT (+ KM)
  - MRT
  - Angiographie

  Stoffwechselentgleisung?
  - Labor: BZ!, Osmolarität

  Alkoholismus?
  - Psychomotorische Unruhe?
  - Nesteln?
  - Halluzinationen?
  - Suggestibilität?
  - Tremor?
  - Tachykardie?
  - Anamnese?
  - Labor?
  - Aspekt?

Therapie nach Diagnosestellung
- Kann die Ätiologie des Status eruiert werden, so ergeben sich daraus therapeutische Konsequenzen unter Fortsetzung der antikonvulsiven Therapie

- bakterielle Meningo-Enzephalitis: Antibiotika
- Herpes-simplex-Enzephalitis: Aciclovir
- Abszeß: Antibiotika. Op?
- Hirninfarkt: rheologische Behandlung (Haes 10%, Azetylsalizylsäure)
- Hirnblutung: Op?
- Sinusvenenthrombose: Vollheparinisierung
- Stoffwechselentgleisung: Ausgleich (z. B. Blutglukose)
- Alkoholdelir: Clomethiazol
- Sistiert der Status unter antikonvulsiver Therapie mit Benzodiazepinen und/oder Phenytoin innerhalb von 2 h nach Statusbeginn?
- Wenn ja, dann Erhaltungstherapie mit Phenytoin [2 x 250 mg i.v. - Es ist unbedingt darauf zu achten, daß für die Phenytoin-Injektion ein getrennter venöser Zugang vorliegt. Die Injektion muß langsam (0,5 ml/min) injiziert werden.- Ab 3. Tag 3 x 1 Tbl. Phenytoin à 100 mg oral; Einstellung nach Blutspiegel und Effekt]
- Benzodiazepingabe langsam ausschleichend über 24 h beenden.

Therapie des komplizierten Grand-mal-Status
- Sistiert der Status nicht 2 h nach Beginn und der Gabe von 750 mg Phenytoin, so kann zusätzlich 250 mg Phenytoin i.v. gegeben werden.
- Parallel sollte eine Thiopentalnarkose vorbereitet werden.
- Sistiert der Status nach weiteren 20 min nicht: Gabe von *Thiopental.*
- Intubation und assistierte Beatmung
- Bolus: 200 mg in 2 min i.v.,
  dann 10-15 mg/min
- Cave: Kontraindikationen
    - Marcumar
    - Gerinnungsstörungen
    - akute Hepatopathie

  Nebenwirkungen:
    - Atemdepression
    - Kreislaufdepression
- Kontinuierliches EEG-Monitoring, bis Burst-suppression-Muster. Nach 24 h langsame Reduktion des Thiopentals. Bei erneutem Auftreten von epileptischen Entladungen Thiopental für einige Stunden erneut leicht erhöhen.

Alternative Therapie
- Die Therapie des Grand-mal-Status im Alkoholdelir besteht in der Clomethiazol-Infusion.
  Clomethiazol-Infusionsflaschen (500 ml = 4 g); initial 1 g in 5 min, dann 100-150 ml/h
  Cave: Atemdepression, Hypersekretion.
  Unter der Therapie muß der Patient erweckbar bleiben.

Flußdiagramm 3. Diagnostik und Therapie des Status epilepticus kleiner Anfälle

---

Diagnostik

- Anamnese	Epilepsie bekannt Dauer des Zustandes Symptomatik von Patient und Angehörigen schildern lassen Dauermedikation Auslöseursachen: Fieber Compliance Alkohol Penicillin
- Beobachtung	Bewußtseinstörung Motorische Entäußerungen Reaktion auf Ansprache Verhalten
- Klinische Untersuchung	Pupillenreaktion Paresen Reflexe Aphasie
- Zusatzuntersuchungen	EEG: Fokus Grundaktivität Steile Potentiale Spike-wave-Komplexe Bei unauffälligem EEG Untersuchung wiederholen, evtl. mit Spezialelektroden CCT: Hypodensität frontal? MRT: temporal? (Enzephalitis?) LP: Bei V.a. Enzephalitis

Diagnosestellung

- Absencenstatus?

Klinisch:	Bekannte Epilepsie Bewußtseinsstörung, z. T. durch Außenreize kurz durchbrechbar
EEG:	Generalisierte Spike-wave-Komplexe

- Status komplex-partieller Anfälle

Klinisch:	Bekannte Epilepsie Symptomatische Genese Psychomotorische Unruhe Bewußtseinsstörung
EEG:	Fokus

CCT/MRT: Auffälligkeiten temporal oder frontal
LP: Pleozytose (Enzephalitis?)

Therapie
- 10–20 mg Diazepam langsam i.v.
  oder 1–2 mg Clonazepam langsam i.v.
  (cave: Atemdepression)
- Erhöhen einer Dauermedikation
- Zugabe von Ospolot oder Diamox zu einer Dauermedikation
- Bei Übergang eines Status-KPA in vereinzelte Grand-mal-Anfälle: Phenytoin-Schnellaufsättigung (s. Flußdiagramm 2)

Literatur

Albert H-H von (1981a) Diagnostik und Soforttherapie des Komas in der neurologischen Notfallmedizin. Therapiewoche 31:2658–2664

Albert H-H von (1981b) Vom neurologischen Symptom zur Diagnose. Springer, Berlin Heidelberg New York

Albert H-H von (1982) Die Therapie in der Neurologie. Fortschr Med 100:1457–1466

Albert H-H von (1983) Therapie und Prognose des Status epilepticus. Lebensversicherungsmedizin 4:83–84

Caspers H, Speckmann E-J (1972) Cerebral pO2, pCO2 and pH: Changes during convulsive activity and their significance for spontaneous arrest of seizures. Epilepsia 13:699–725

Delgado-Escueta AV, Wasterlain C, Treiman DM, Porter RJ (1982) Management of status epilepticus. N Engl J Med 306:1337–1340

Dilger J, Luft D, Reinhard U, Schmülling R-M (Hrsg) (1983) Therapieschemata für die Akut- und Intensivmedizin. Urban & Schwarzenberg, München

Druschky K-F (1978) Akute intermittierende Porphyrie. In: Flügel KA (Hrsg) Neurologische und psychiatrische Therapie. Perimed, Erlangen, S 85–89

Druschky K-F, Winzer B, Soyka D (1976) Neurologische Aspekte des hyperosmolaren, nicht-ketoazidotischen Coma diabeticum. Psycho 2(3):170–172

Flügel KA, Druschky K-F (1976) Elektroencephalographische und neurologische Befunde beim hyperosmolaren nicht-ketoazidotischen Coma diabeticum. Nervenarzt 47:723–736

Fröscher W, Klenk W, Penin H, Schultheiß R, Stefan H (1984) Der therapieresistente Status epilepticus. In: Meier-Ewert K (Hrsg) Therapieresistenz bei Anfallsleiden. Zuckschwerdt, München, S 42–52

Gobiet W (1980) Grundlage der neurologischen Intensivmedizin. Springer, Berlin Heidelberg New York
Hacke W (1987) Neurologische Intensivmedizin. Perimed, Erlangen
Heckl RW, Schäfer J (1975) Zur Kenntnis der Epilepsia partialis continua (Kojewnikow). Nervenarzt 46:256-260
Jörg J (1988) Neurologische Allgemein- und Intensivtherapie. Springer, Berlin Heidelberg New York Tokyo
Kruse K (1986) Cerebrale Anfälle bei Elektrolytstörungen und im Rahmen von metabolischen Erkrankungen. In: Groß-Selbeck G (Hrsg) Das anfallskranke Kind, Bd 4. Edition m+p, Hamburg, S 15-31
Lawin P, Telschow M (1975) Eklampsie. In: Lawin P (Hrsg) Praxis der Intensivbehandlung. Thieme, Stuttgart
Lerman P (1986) Seizures induced or aggrevated by anticonvulsants. Epilepsia 27:706-710
Lugaresi E, Cipriani G, Oriolo G, Gambi D, Volterra A (1966) La crisi gran male da cardiazol e da elletroshock in sogetti curarizatti. Riv Neurol 36:178-190
Meyers FH, Jawetz E, Goldfien A (1975) Lehrbuch der Pharmakologie. Springer, Berlin Heidelberg New York
Müller E (1983) Grand-mal-Status Selecta 27:VII-VIII
Niedermeyer E (1959) Ein Fall von Status epilepticus durch Tracheotomie und Sauerstoffbeatmung geheilt. Wien Klin Wochenschr 71:530-533
Niedermeyer E (1974) Compendium of the epilepsies. Thomas, Springfield/Ill.
Plum F, Duffy TE (1975) The couple between cerebral metabolism and blood flow during seizures. In: Ingvar DH, Lassen NA (eds) Brain work. Munksgaard, Copenhagen
Plum F, Wasterlain CG (1971) Cerebral and systemic anoxia with experimental seizures. In: Brierley JB, Meldrum BS (eds) Brain hypoxia. Heinemann, London
Poeck K (1986) Diagnostische Entscheidungen in der Neurologie. Springer, Berlin Heidelberg New York Tokyo
Reith H (1984) Medikamentenbezogene Ursachen für Therapieresistenz oder Therapieversagen bei Epilepsie. In: Meier-Ewert K (Hrsg) Therapieresistenz bei Anfallsleiden. Zuckschwerdt, München S 1-10
Ruf H (1951) Experimentelle Untersuchungen über Krampfverlängerung durch Sauerstoffgabe und Adrenalin: Dauerkrämpfe nach einmaliger Reizung oder Cardiazolgabe. Arch Psychiat Nervenkr 187:97-127
Sahal Khalid M, Schulz H (1976) The treatment and management of emergency status epilepticus. Epilepsia 17:73-76
Salcman M (1983) Neurologische Notfälle. Thieme, Stuttgart
Sayk J, Loebe FM (1974) Therapie neurologischer Erkrankungen. Fischer, Jena
Schmid RG (1981) Zerebrale Anfallsleiden zwischen Praxis und Krankenhaus. Sozialpädiatrie 3:583-592
Schmidt D (1981) Behandlung der Epilepsien. Thieme, Stuttgart

Schmidt D (1988) Epilepsie. In: Brandt T, Dichgans J, Diener HC (Hrsg) Therapie und Verlauf neurologischer Erkrankungen, Kohlhammer, Stuttgart

Scholtes F, Dries A van der (1987) The treatment of malignant status epilepticus. In: Poeck K, Hacke W, Schneider R (Hrsg) Verhandlungen der Deutschen Gesellschaft für Neurologie, Bd 4. Springer, Berlin Heidelberg New York Tokyo, pp 335-342

Schuster H-P (1979) Notfallmedizin. Enke, Stuttgart

Schuster H-P, Pop T, Weilemann LS (1983) Checkliste Intensivmedizin. Thieme, Stuttgart

Sefrin P, Blumenberg D (1986) Kompendium der Intensivmedizin. Zuckschwerdt, München

Soyka D (1982) Therapie der Epilepsien. Nervenheilkunde 1:6-10

Spatz R (1981) Der epileptische Anfall. Moderne Medizin 9:670-671

Stefan H (1988) Präklinische Akutbehandlung des tonisch-klonischen Grand mal und des beginnenden Status epilepticus. Nervenheilkunde 7:273-274

Stefan H, Gmeiner HJ, Lang C et al. (1989) Verlaufsuntersuchungen bei akuter Enzephalitis. In: Fischer P-A, Baas H, Enzensberger W (Hrsg) Verhandlungen der Deutschen Gesellschaft für Neurologie, Bd 5. Springer, Berlin Heidelberg New York Tokyo, S 710-713

Sutherland JM, Tait H (1969) The epilepsies. Livingstone, Edinburgh

Uthman BM, Wilder BJ (1989) Emergency management of seizures: an overview. Epilepsia 30 (Suppl):S 33-S 37

Voit T (1986) Zerebraler Krampfanfall: So muß der Arzt vorgehen. Notfallmedizin 12:611-623

Wasterlain CG (1974) Mortality and morbidity from serial seizures. Epilepsia 15:155-176

Differenzierte Folgetherapie nach Versagen von Benzodiazepinen und Phenytoin bei der Behandlung des Grand-mal-Status

Im wesentlichen einheitlich wird das initiale therapeutische Vorgehen bei der Behandlung des Grand-mal-Status mit Benzodiazepinen und/oder Phenytoin von verschiedenen Autoren angegeben, obwohl die Initialbehandlung mit Phenobarbital durchaus nicht weniger erfolgreich ist (Shaner et al. 1988). Nach Versagen von Benzodiazepinen und Phenytoin ist jedoch die Reihenfolge weiterer Maßnahmen unterschiedlich. Neben Chlomethiazol, das bei einem alkoholisch bedingten Status zum Einsatz kommt, stehen Barbiturate, Lidocain, Thiopental, seltener Isoflurane, Althesin oder Paraldehyd (in Deutschland nicht verfügbar) zur Auswahl (Uthman u. Wilder 1989; Treiman 1989; Browne 1979; Bleck 1983; Ramsay 1989).

In letzter Zeit wurde nach Versagen der Benzodiazepin/Phenytoin-Behandlung immer häufiger die frühe Thiopentalnarkose befürwortet (Hilz u. Stefan, pers. Mitteilung). Sogar zur Behandlung pharmakotherapieresistenter Epilepsien mit täglichen Anfällen (ohne Status) wurde die Barbituratnarkose mit Erfolg angewendet (Amit et al. 1988).

Übersicht verschiedener Therapieregime

Khalid u. Schulz (1976)
- Diazepam (evtl. plus Novocain)
- Hexobarbital
- Chloralhydrat oder Paraldehyd

Schmidt (1981)
- Phenytoin oder Benzodiazepine
- Phenobarbital oder Chlomethiazol oder Paraldehyd

Spatz (1981)
- Clonazepam
- Phenytoin

Schäffer (1981)
- Diazepam
- Thiopental

Soyka (1982)
- Diazepam oder Clonazepam
- Phenytoin
- Chloalhydrat oder Chlomethiazol

Delgado-Escueta et al. (1982)
- Diazepam plus Phenytoin
- Phenobarbital oder Diazepam
- Halothannarkose oder Paraldehyd oder Lidocain

von Albert (1983)
- Midazolam
- Phenytoin
- Chlomethiazol

Jörg (1985)
- Benzodiazepine
- Phenytoin
- Chloralhydrat bzw. Chlomethiazol

Voit (1986)
- Diazepam plus Phenytoin
- Phenobarbital
- Thiopental
- Etnomidate

Scholtes u. van der Dries (1987)
- Benzodiazepine
- Phenytoin
- Phenobarbital
- Pentothal
- Chlomethiazol
- Etomidate
- Lidocain
- Paraldehyd
- Chloralhydrat

Gushurst u. Lewis (1987)
- Diazepam
- Phenytoin oder Phenobarbital

Hilz u. Stefan (1989, pers. Mitteilung)
- Benzodiazepine
- Phenytoin
- Thiopental

Im folgenden sollen die Ergebnisse verschiedener Untersuchungen mit unterschiedlichen Antiepileptika dargestellt werden. Der Einsatz der Medikamente richtet sich natürlich auch nach den Möglichkeiten der apparativen Versorgungsmöglichkeit, Kontraindikationen und der persönlichen Erfahrung mit einzelnen Medikamenten.

Phenobarbital

Shaner et al. (1988) verglichen den Effekt einer kombinierten Diazepam (DZP) und Phenytoin (DPH) Therapie mit Phenobarbital (PHB) in der Behandlung des Status epilepticus tonisch klonischer Anfälle.

In jeder Behandlungsgruppe befanden sich 18 Patienten

Gruppe DZP/DPH:
- initial 2 mg/min DZP i.v., max. 20 min
- gleichzeitig DPH Infusion mit 40 mg/min

Gruppe PHB:
- PHB i.v. 100 mg/min bis max. 10 mg/kg KG
- wenn der Status nach 10 min nicht sistierte wurde DPH hinzugegeben (s. oben)

Im Vergleich war die Zeit, die die Patienten bis zum Sistieren des Status aktiv krampften in der PHB-Gruppe kürzer als in der DZP/DPH-Gruppe, ebenso die Zeitspanne zwischen Therapiebeginn und letztem Anfall(sende). Nebenwirkungen (Blutdruckabfall; Arrhythmien, Intubationspflichtigkeit) waren in beiden Gruppen gleich häufig. 11 der 18 Patienten der PHB-Gruppe profitierten von PHB allein.

Auch im Kindesalter findet die hochdosierte Phenobarbitalbehandlung bei Status epileptici Anwendung. Crawford et al. (1988) behandelten 50 Kinder mit therapieresistenten Status - nach initialer Benzodiazepin-/Phenytoingabe - mit Phenobarbital. In den meisten Fällen wurde initial 5-20 mg/kg KG PHB injiziert (innerhalb 30-60 min). Phenobarbitalblutspiegel bis 344 µg/ml wurden erreicht, die Status in 47 Fällen unterbrochen. 40 Patienten mußten vorübergehend intubiert werden.

Pentobarbitalnarkose

Osorio u. Reed (1989) behandelten 17 erwachsene Patienten nach Versagen einer hochdosierten Phenytoinmedikation mit Pentobarbital. Bei allen Patienten bestand ein generalisierter Grand-mal-Status, der vor der Pentobarbital-Narkose zwischen 1 und 49 h andauerte. Zunächst waren Benzodiazepine und Phenytoin eingesetzt worden, ohne daß die Status sistierten. Das Behandlungsprotokoll der Pentobarbital-Narkose lautete:

- Initialdosis 5-20 mg/kg KG i.v. (Infusion mit 25 mg/min)
- Initiale Erhaltungsdosis 2,5 mg/kg KG/h
- Traten einzelne Anfälle auf, so wurde ein Bolus von 50 mg (Infusionsrate 25 mg/min) gegeben und die Erhaltungsdosis um 0,5-1 mg/kg KG/h erhöht
- Beginn der Dosisreduktion 24 h nach dem letzten Anfall

- Rate der Reduktion: 1,0 mg/kg KG/h wenn Pentobarbital mehr als 50 mg/l; 0,5 mg/kg KG/h wenn Pentobarbital weniger als 50 mg/l
- Bei erneuten Anfällen während der Reduktion wurde ein Bolus von 50 mg gegeben und die Erhaltungsdosis gering erhöht.

Die Pentobarbitalnarkose verlangte:

- Intubation, kontrollierte Beatmung
- Monitoring von Blutdruck, Puls und Blutgasen
- Dekubitus und Venenthrombosenprophylaxe
- Bei Hypotension niedermolekulare Infusionen oder Dopamin bis 12 µg/kg KG/min
- Aufrechterhaltung hoher Serumspiegel sonstiger Antiepileptika
- EEG-Monitoring (vor Narkose; in den ersten 2-6 h kontinuierlich; später alle 30 min für 10 min).

In 5 der 17 Fälle gelang es, den Status zu unterbrechen. In den restlichen Fällen gelang es die Anfallsfrequenz deutlich zu reduzieren. Kardiorespirative Störungen traten als Nebenwirkungen vereinzelt auf.

Partinen et al. (1981) hatten über die erfolgreiche Behandlung zuvor therapieresistenter Status epileptici (meist waren zuvor neben Benzodiazepinen und Phenytoin auch andere Antiepileptika gegeben worden) mit Thiopentalnarkose berichtet. In 4 von 5 Fällen konnte der Status dauerhaft unterbrochen werden.

Rashkin et al. (1987) konnten bei 9 Patienten mittels Pentobarbital (initial 5 mg/kg KG i.v., dann alle 2-5 min 25-50 mg i.v. bis zum „burst suppression" im EEG: danach Infusion mit 5 mg/kg KG/h über 12-24 h. Reduktion anschließend um 1 mg/kg KG/h alle 6 h) nach erfolgloser Phenytointherapie Status epileptici unterbrechen. In 8 Fällen gelang dies innerhalb 1 h, in einem Fall innerhalb von 6 h.

Lidocain

Pascual et al. (1988) behandelten 8 Patienten mit Lidocain. In 6 Fällen bestanden sekundär generalisierte, in 2 Fällen primär generalisierte tonisch-klonische Status. In 5 Fällen hatten sich Phenytoin und Diazepam, einmal plus Phenobarbital, als erfolglos erwiesen. In 3 Fällen war Lidocain die Ersttherapie der Status, als Diazepamersatz bei älteren Patienten mit chronisch obstruktiver Lungenerkrankung.

Nach der initialen Gabe von 100 mg i.v. (Injektionsgeschwindigkeit 50 mg/min) war ein vorübergehendes Sistieren der Anfälle zu beobachten, die Status sistierten jedoch z. T. erst nach 200 mg Lidocain, in allen 8 Fällen innerhalb von 3–30 min, in einem Fall nach 6 h nach den ersten 100 mg, in 5 Fällen brachte erst eine zweite Gabe von 100 mg den Status zum Stillstand (innerhalb Stunden).

Althesin

Munari et al. (1979) behandelten 11 Patienten mit verschiedenen Statusformen mit Althesin. Die Dosierung betrug 2 ml/min langsam i.v. bis im EEG ein Burst-suppression-Muster auftrat (maximal benötigt wurden 10 ml). 2 Status konnten anhaltend unterbrochen werden, in einem Fall trat ein Rezidiv nach 48 h auf.

Literatur

Albert HH von (1983) A new phenytoin infusion concentrate for status epilepticus. In: Delgado-Escueta AV, Wasterlain CG, Freiman DM, Porter RJ (eds) Advances in neurology, Vol 34: Status epilepticus. Raven Press, New York pp 453–456

Amit R, Goitein KJ, Mathot I, Yatziv S (1988) Prolonged electrocerebral silent barbiturate coma in intractable seizure disorderes. Epilepsia 29:63–66

Bleck TP (1983) Therapy for status epilepticus. Clin Neuropharmacol 6:255–269

Browne TR (1979) Drug therapy of status epilepticus. Drug Ther Rev 2:449–468

Crawford TO, Mitchell WG, Fishman LS, Snodgrass SR (1988) Very-high-dose phenobarbital for refractory status epilepticus in children. Neurology 38:1035–1040

Delgado-Escueta AV, Wasterlain C, Treiman DM, Porter RJ (1982) Current concepts in neurology. Management of status epilepticus. Engl 306:1337-1340

Gushurst CA, Lewis JM (1987) Pediatric residency guidelines for management of status epilepticus. Pediat Emergency care 3:71-74

Jörg J (1985) Neurologische Allgemein- und Intensivtherapie. Springer Berlin Heidelberg New York Tokyo

Khalid MS, Schulz H (1976) The treatment and management of emergency status epilepticus. Epilepsia 17:73-76

Munari C, Casaroli D, Matteuzzi G, Pacifico L (1979) The use of althesin in drug-resistant status epilepticus. Epilepsia 20:475-484

Osorio I, Reed RC (1989) Treatment of refractory generalized tonic-clonic status epilepticus with pentobarbital anesthesia after high-dose phenytoin. Epilepsia 30:464-471

Partinen M, Kovanen J, Nilsson E (1981) Status epilepticus treated by barbiturate anaesthesia with continuous monitoring of cerebral function. Br Med J 282:520-521

Pascual J, Sedano MJ, Polo JM, Berciano J (1988) Intravenous lidocaine for status epileticus. Epilepsia 29:584-589

Ramsay RE (1989) Pharmacokinetics and clinical use of parenteral phenytoin, phenobarbital, and paraldehyde. Epilepsia 30 (Suppl 2):S 1-S 3

Rashkin MC, Youngs C, Penovich P (1987) Pentobarbital treatment of refractory status epilepticus. Neurology 37:500-503

Schäffer J (1981) Generalisierter Krampfanfall - Status epilepticus. Notfallmedizin 7:96-97

Schmidt D (1981) Behandlung der Epilepsien. Thieme, Stuttgart

Scholtes F, Dries A van der (1987) The treatment of malignant status epilepticus. In: Poeck K, Hacke W, Schneider R (Hrsg) Verhandlungen der Deutschen Gesellschaft für Neurologie, Bd 4. Springer, Berlin Heidelberg New York Tokyo, S 335-342

Shaner DM, McCurdy SA, Herring MO, Gabor AJ (1988) Treatment of status epilepticus: A prospective comparison of diazepam and phenytoin versus phenobarbital and optional phenytoin. Neurology 38:202-207

Soyka D (1982) Therapie der Epilepsien. Nervenheilkunde 1:6-10

Spatz R (1981) Der epileptische Anfall. Moderne Medizin 9:670-671

Treiman DM (1989) Pharmacokinetics and clinical use of benzodiazepines in the management of status epilepticus. Epilepsia 30 (Suppl 2):S 4-S 10

Uthman BM, Wilder BJ (1989) Emergency management of seizures: an overview. Epilepsia 30 (Suppl 2):S 33-S 37

Voit T (1986) Zerebraler Krampfanfall: So muß der Arzt vorgehen. Notfallmedizin 12:611-623

Übersicht therapierelevanter Antiepileptika zur Statusbehandlung

Die Behandlung der verschiedenen Formen von Status epileptici unterscheidet sich von derjenigen einer Dauertherapie. Dies liegt darin begründet, daß die Antiepileptika der ersten Wahl, nämlich Carbamazepin und Valproat, nicht zur parenteralen Applikation zur Verfügung stehen. Da beim Ausklingen des Status epilepticus die Fortsetzung einer oralen antiepileptischen Therapie notwendig ist zeigt Tabelle 4 die derzeitigen Antiepileptika der ersten Wahl.

Im folgenden sind die wesentlichen Parameter der zur Statustherapie notwendigen Antiepileptika aufgeführt. Für weitergehende Angaben sei zum einen auf die jeweiligen „Beipackzettel" der Firmen sowie auf die Standardwerke wie Schmidt (1981), Fröscher (1976), Herhahn et al. (1989) verwiesen.

Tabelle 4. Antiepileptika der 1. und 2. Wahl bei der Langzeitbehandlung epileptischer Anfälle

Anfallstyp	erste Wahl	zweite Wahl
Fokale Anfälle		
einfach-fokal	Carbamazepin	Phenytoin
komplex-fokal	Carbamazepin	Phenytoin
Sekundär generalisierte Anfälle		
Grand mal	Carbamazepin	Phenytoin
Generalisierte Anfälle		
Absencen	Valproat Ethosuximid	
Impulsiv-Petit-mal	Valproat	Phenobarbital
Aufwach-Grand-mal	Valproat	Phenobarbital

Benzodiazepine

Diazepam

- ***Handelsname***
  Valium, Diazepam-ratiopharm, Diazepam Desitin rectal tube 5 mg bzw. 10 mg.

- ***Applikationsform***
  oral, i.v., i.m., rektal

- ***Dosierung***
  i.v.: 5–30 mg oder 0,15–0,25 mg/kg KG bei Erwachsenen. Maximale Tagesdosis: 140 mg
  i.v.: 5–10 mg/m^2 KOF mit 1 mg/min Injektionsgeschwindigkeit bei Kindern. Bei Wiederauftreten der Anfälle Wiederho lung möglich und Dauertropf mit 15 mg/m^2 KOF/6h
  Säuglinge: 2–5–(10) mg/Tag, maximal 30 mg/Tag
  Kleinkinder: 5–10–(15) mg/Tag, maximal 30 mg/Tag
  Schulkinder: 10–(20) mg/Tag, maximal 40 mg/Tag
  Injektionsgeschwindigkeit: Erwachsene: 2-3-5(10) mg/min;
  Kinder: 1–2–(6) mg/min

- ***Pharmakokinetik***
  Schneller Wirkungseintritt innerhalb von Minuten. Kurze Wirkdauer wegen Rückverteilung. I.v. Gabe wirkt maximal 15–20 min. Initiale Halbwertszeit: 2–4 h.
  Zur Resorption nach verschiedenen Applikationsformen s. Tabelle 5 (Bakker 1983).

- ***Nebenwirkungen***
  Hypotension (besonders bei schneller Injektion und in Kombination mit Phenobarbital). Atemdepression. Herzrhythmusstörungen. Sedation. Auslösung tonischer Anfälle möglich.

- ***Kontraindikation***
  Absolut: Myasthenia gravis, bekannte Allergie, Ataxien, (akutes) Glaukom, Psychosen, Alkoholvergiftung, Schlaf- oder Schmerz-

Tabelle 5. Pharmakokinetik der Gabe von 10 mg Diazepam bei unterschiedlicher Applikationsform bei gesunden Erwachsenen (Nach Bakker 1983)

	Maximale Plasmakonzentration (ng/ml)	Zeitpunkt des Maximums (min)	absolute Bioverfügbarkeit (%)
Intravenös	650 e 104	6 e 5	100
Rektal (Lsg.)	369 e 58	17 e 6	102
Suppositorium	272 e 41	82 e 20	84
Tablette	383 e 102	52 e 40	99
Imtramuskulär	375 e 79	95 e 39	104

mittelvergiftung, Vergiftung mit Neuroleptika, Antidepressiva, Lithium, schwere Leberschäden, Schlafapnoe.
Relativ: tonische Anfälle, Lungenerkrankungen, Polytoxikomanie, Lebensalter unter 6 Monaten, Schwangerschaft.

- ***Therapieerfahrungen***

  Diazepam scheint von geringerer Wirkung zu sein, wenn der Status bei einer akuten Erkrankung wie nach Traumata oder bei einer Meningoenzephalitis auftritt (Gastaut et al. 1965; Prensky et al. 1967).
  Diazepam gilt bei generalisierten Status als wirkungsvoller als bei partiellen Status (Delgado-Escueta et al. 1982).
  In einem gemischten Kollektiv von Status epileptici lag die Versagerquote von Diazepam bei 4 %, doch speziell bei generalisierten Anfällen bei 14 %. Rezidive traten innerhalb von 24 h in 46 % der Fälle auf (Nicol et al. 1969).

Clonazepam

- ***Handelsname***

  Rivotril

- ***Applikationsform***

  i.v., i.m., oral

- ***Dosierung***
  i.v.: 1–2 mg initial bei Erwachsenen. Maximale Tagesdosis 13 mg. Injektionsgeschwindigkeit 0,2 mg/min
  i.v.: 0,25–0,75 mg (0,01–0,09 mg/kg KG) bei Kindern bis 4 mg im Kindesalter
  i.v.: bis 1 mg bei Säuglingen
  i.v.: bis 3 mg bei Klein- und Schulkindern
  Injektionsgeschwindigkeit: Erwachsene: 0,2 mg/min;
  Kinder: 0,25 mg/min
  Therapeutischer Plasmaspiegel: 10–80 ng/ml

- ***Pharmakokinetik***
  Wirkungseintritt innerhalb von Sekunden bis zu einigen Minuten. Maximaler Wirkspiegel wird innerhalb von 10 min erreicht. Die Wirkdauer ist länger als diejenige von Diazepam. Halbwertszeit 13 h. Keine aktiven Metabolite (im Gegensatz zu Diazepam). Ausscheidung zu 75 % renal. Latenz des Wirkungseintritts: 1–120 min.

- ***Nebenwirkungen***
  Müdigkeit, Reizbarkeit, muskuläre Schwäche, Ataxie, nur leichte kardiale oder respiratorische Depression, Halluzination.

Clobazam

- ***Handelsname***
  Frisium

- ***Applikationsform***
  oral
- ***Dosierung***
  oral: 0,5–1,7 mg/kg KG als Einzeldosis.

- ***Pharmakokinetik***
  Dosispeak nach 2 h. Vollständige orale Resorption.

- ***Nebenwirkungen***

Müdigkeit, Reizbarkeit, muskuläre Schwäche, Ataxie.

- ***Therapieerfahrungen***
  Tinuper et al. (1986) konnten 15/16 Patienten mit Status kleiner generalisierter oder fokaler Anfälle erfolgreich behandeln. Die Anfälle sistierten innerhalb von 30 min.

Lorazepam

- ***Handelsname***
  Tavor

- ***Applikationsform***
  oral (in Deutschland nicht i.v.)

- ***Dosierung***
  initial 4 mg über 2 min i.v. Nach 15 min Wiederholung möglich

- ***Pharmakokinetik***
  Halbwertszeit 13 h. Keine aktiven Metabolite (im Gegensatz zu Diazepam). Zu 75 % im Urin ausgeschieden.

- ***Nebenwirkungen***
  Nur geringe kardial und respiratorisch depressive Wirkung, doch wurde ein Atemstillstand berichtet (Walker et al. 1979). Halluzinationen sind möglich. Müdigkeit, Reizbarkeit, Ataxie, muskuläre Schwäche.

- ***Therapieerfahrungen***
  Walker et al. (1979) konnten mit 4–8 mg Lorazepam 9 Status generalisierter Anfälle unterbrechen, sowie 11 von 12 Status fokaler Anfälle. Latenz des Wirkungseintritts 1–120 min. Griffith u. Karp (1979) konnten 8 von 9 Status (generalisierter und fokaler Anfälle) mit 4 mg Lorazepam unterbrechen.

Vergleichende Untersuchungen der Statustherapie mit Benzodiazepinen

Die Wirkung von Benzodiazepinen zur Statusbehandlung wurde bis 1988 in 47 Studien untersucht, die 1455 Patienten erfaßte. Eine anhaltende Kontrolle der Status wurde in 79 % erreicht. Keines der Benzodiazepine Diazepam, Clonazepam oder Lorazepam ist letztlich einem anderen deutlich überlegen. Sie unterscheiden sich insbesondere in pharmakokinetischer Hinsicht. Die Wirkdauer von Diazepam beträgt nur 20–30 min, diejenige von Lorazepam mehrere Stunden (Treiman 1989; Bülau et al. 1986; Leppik et al. 1983).

- ***Therpieerfahrungen***
  Lorazepam scheint Diazepam vorzuziehen zu sein, da es eine länger anhaltende Anfallskontrolle ermöglicht und eine geringere Inzidenz kardiovaskulärer und pulmonaler Nebenwirkungen aufweist.
  Mit einer Dosis von 4–8 mg konnten alle generalisierten Status unterbrochen werden (n = 9) sowie 11/12 Status partieller Anfälle (Walker et al. 1979).
  Griffith u. Karp (1979) konnten mit Lorazepam von 3 Status generalisierter Anfälle und 6 Status fokaler Anfälle 8 Status unterbrechen, in 6 Fällen mittels 4 mg, in 2 Fällen mittels 8 mg i.v.

Midazolam

- ***Handelsname***
  Dormicum

- ***Applikationsform***
  i.m., i.v.

- ***Dosierung***
  Erwachsene: 15 mg = 3 ml = 0,2 mg/kg KG bei 70 kg i.m., gegebenenfalls inital i.v.
- ***Pharmakokinetik***
  Plasmahalbwertszeit 1–3 h.

- ***Nebenwirkungen***
  Atemdepression, Blutdruckabfall

- ***Kontraindikationen***
  relativ: ältere Patienten, wegen verstärkter Atemdepression. Schwangerschaft;
  absolut: Myasthenia gravis.

Phenytoin

- ***Handelsname***
  Phenhydan, Epanutin, Zentropil (nur oral!)

- ***Applikationsform***
  i.v., oral (i.m.)

- ***Dosierung***
  Infusionskonzentrat (50 ml = 750 mg Phenytoin) in 500 ml Glukose oder NaCl 0,9 % Lösung. Infusion innerhalb von 15–30 min bei Erwachsenen möglich. Nicht mehr als 1000 mg in 40 min. Wenn möglich nicht mehr als 1000 mg/Tag. Maximaldosis für den 1. Tag 1500 mg.
  Säuglinge: 20–30 mg/Tag oder 6–9 mg/kg KG
  Kleinkinder: 20–30 mg/Lebensjahr/Tag oder bis 150–500 mg/Tag.
  Schulkinder: bis zum 10. Lebensjahr 20–30 mg/Lebensjahr/Tag, oder bis 150 mg. Bei älteren Kindern bis 500 mg/Tag oder 4 mg/kg KG.
  Bei Kindern bis zu 12 Jahren beträgt die maximale Dosis am 1. Tag 30 mg/kg KG, am 2. Tag 20 mg/kg KG, am 3. Tag 10 mg/kg KG, mit einer maximalen Infusionsgeschwindigkeit von 1,0 mg/kg KG/min.

- ***Plasmaspiegel***
  10–20 mg/l

- ***Pharmakokinetik***

  Es besteht eine feste Korrelation von 10:1 zwischen Serum: Liquorspiegel. Die Liquorkonzentrationen gleichen sich innerhalb von 20 min den Serumspiegeln an. Bei einer Gabe von Infusionskonzentrat werden innerhalb von Minuten bereits wirkungsvolle Plasmaspiegel erreicht. Die volle antikonvulsive Wirkung setzt jedoch erst nach 10–20 min ein.

- ***Nebenwirkungen***

  Nystagmus, Schwindel, Hypotension, Kleinhirnatrophie, innere Unruhe, Tremor, Übelkeit, Ataxie, Doppelbilder, Hyperkinesien, Kopfschmerzen, Exanthem, Gingivahyperplasie, Hypertrichose, Enzyminduktion, Polyneuropathie.

- ***Kontraindikationen***

  Cave bei Patienten mit kardialen Arrhythmien, niedrigem Blutdruck und Lungenerkrankungen. Keine Anwendung bei Überempfindlichkeit gegen Hydantoine, Leukopenie, hochgradigem AV-Block (3. Grades), sinuatrialem Block.

- ***Therapieerfahrungen***

  Bestehen bei einem Patienten respiratorische Beschwerden, so kann Phenytoin anstelle von Benzodiazepinen als Mittel der ersten Wahl indiziert sein.

  Chauplannaz et al. (1981) konnten mit Phenytoin 14/22 Status partieller Anfälle unterbrechen. 18 dieser Status waren zuvor erfolglos mit Benzodiazepinen behandelt worden.

  Nach Erfahrungen von v. Albert (1983 a) bei 150 Status epileptici, konnten diese in 80% mit Phenytoin unterbrochen werden.

  Wilder et al. (1977) unterbrachen 9/10 Status generalisierter Anfälle mit Phenytoin. Nonresponder bei hämorrhagischem Infarkt. Wallis et al. (1968) hatten ebenfalls von Therapieversagen insbesondere bei Status als Folge subduraler Hämatome oder Hirnabszessen berichtet.

Barbiturate

Phenobarbital

- ***Handelsname***
  Luminal, Phenaemal; Phenaemaletten

- ***Applikationsform***
  z. T. i.v., z. T. i.m., oral

- ***Dosierung***
  Erwachsene: 2–4 Amp. i.v. oder i.m., initial meist 2 Amp.
  Infusion: 3 Amp. (à 200 mg) auf 50 ml NaCl mit einer Laufzeit von 1-2 ml/h = 10 mg/kg KG = 600 mg/Tag
  Säuglinge: bis 200 mg, 4-6 mg/kg KG
  Kleinkinder: bis 200 mg initial, 4–6 mg/kg KG
  Schulkinder: bis 200 mg initial, 4–6 mg/kg KG
  Maximale Tagesdosis 0,8 g/Tag

  Injektionsgeschwindigkeit: 40 mg/min

- ***Therapeutischer Plasmaspiegel***
  10-30 µg/ml

- ***Pharmakokinetik***
  Wirkdauer nach einmaliger i.v. Gabe 3–6 h.
  Wirkungseintritt nach i.v. Gabe nach 5–15 min, nach i.m. Gabe nach 20 min.

- ***Nebenwirkungen***
  Sedierung, Atemdepression, Blutdrucksenkung, negativ inotrop, Leberschädigung möglich, Nierenschädigung möglich (bei Nierenschaden Kumulation möglich).

- ***Kontraindikationen***
  Dyspnoe, Herzinsuffizienz, schwere Leber- und Nierenschädigung, koronare Herzerkrankung, Myasthenia gravis.

Thiopental

- ***Handelsname***
  Trapanal

- ***Applikationsform***
  i.v.

- ***Dosierung***
  Erwachsene: 1–3 x 0,5 g in 20 ml aqua pro injectione, dann Dauernarkose (Intubation!) mit Trapanal 0,5 in 50 ml 0,9 %iger NaCl, Laufgeschwindigkeit ca. 5 ml/h
  Kinder: initial 0,2 g i.v.

- ***Pharmakokinetik***
  Kurze Wirkungsdauer durch schnellen Abbau bzw. rasche Rückverteilung vom Gehirn in den Körper.

- ***Nebenwirkungen***
  Atemdepression, Blutdruckabfall

- ***Kontraindikationen***
  Dyspnoe, Leber- und Niereninsuffizienz, Lebensalter unter 10 Jahren.

Pentobarbital

- ***Handelsname***
  Nembutal

- ***Applikationsform***
  i.v.

- ***Dosierung***
  Unter Intubation, Beatmung.
  Erwachsene: 5 mg/kg KG i.v. initial als Bolus, dann alle 2–5 min 25–50 mg als Bolus, bis im EEG „burst suppresion“ (alle 15 s im EEG) nachweisbar. Danach Dauerinfusion über 12–24 h mit 5

mg/kg KG/h. Dann Verminderung um 1 mg/kg KG/h alle 6 h. Beim Auftreten erneuter Anfälle wurde die Dosis wieder erhöht (Rashkin et al. 1987).

- ***Pharmakokinetik***
  Maximaler Wirkspiegel (bei Tieren!) nach 15 min. Eliminationshalbwertszeit 15–60 min (bei Tieren!) (Raines et al. 1979).

- ***Nebenwirkungen***
  Blutdruckabfall, Atemdepression, Sedierung

- ***Therapieerfahrung***
  Rashkin et al. (1987) behandelte 9 Patienten, bei denen eine Standardtherapie versagt hatte. In 8 Fällen sistierten die Anfälle nach 1 h, in einem Fall nach 6 h. Mortalitätsrate: 77 %, dies wurde auf die Grunderkrankung zurückgeführt.

Clomethiazol

- ***Handelsname***
  Distraneurin

- ***Applikationsform***
  oral, i.v.

- ***Dosierung***
  Infusion: Erwachsene: initial 40–80 ml in 5–10 min. Danach 20 Tropfen pro Minute, bei weiteren Anfällen Dosis erhöhen, bei starker Sedierung (Pat. muß erweckbar bleiben) Dosis vermindern.
  Maximaldosis innerhalb der ersten 24 h: 1500–2000 ml.

- ***Pharmakokinetik***
  Eliminationshalbwertszeit 3–8 h. Halbwertszeit bei i.v. Gabe 50 min. Wirkungseintritt kurz nach Infusionsbeginn.

- ***Nebenwirkungen***
  Atemdepression, Hypersekretion, Blutdruckabfall, Sedierung

Lidocain

- ***Handelsname***
  Xylocain

- ***Applikationsform***
  i.v.

- ***Dosierung***
  i.v. Gabe; Erwachsene: 2–3 mg/kg KG bei initialer i.v. Injektion. Wenn Status nicht sistiert, Infusion mit 4 bis max. 10 mg/kg KG/h
  Maximaldosis: 0,3 g oder 4,5 mg/kg KG

- ***Pharmakokinetik***
  Rascher Wirkungseintritt innerhalb von 20–40 s, rascher Wirkungsverlust.

- ***Nebenwirkungen***
  Im therapeutischen Bereich praktisch keine depressive Wirkung auf Blutdruck und Herzfunktion. In höherer Dosis (mehr als 5 mcg/ml) besteht jedoch die Gefahr einer Kreislauf- und Atemdepression sowie der Auslösung von Anfällen.
  Herzrhythmusstörungen sind insgesamt relativ häufig zu beobachten.

- ***Kontraindikationen***
  Kardiale Vorerkrankungen

- ***Therapieerfahrung***
  Eine längerfristige Behandlung mit Lidocain hat keine Aussicht auf Erfolg, wenn nicht die initiale Injektion zu einer Kupierung des Status geführt hat. Wenn ja, dann mehrtätige Infusion (unter EKG-Kontrolle) möglich.
  Pascual et al. (1988) verwendeten Lidocain in 8 Fällen zur Statusunterbrechung erfolgreich, ohne daß Nebenwirkungen auftraten. Nach einer initialen Dosis von 100 mg erfolgte eine Infusion von 200 mg (3–4 mg/kg KG/h). Lidocain wurde Diazepam bei

älteren Patienten mit chronisch obstruktiver Lungenerkrankung vorgezogen.
Therapieerfahrung von Lidocain beim Status epilepticus liegen durch tierexperimentelle Untersuchungen und nach Behandlung von etwa 100 Patienten vor.

Paraldehyd

- ***Handelsname***
  Paraldehyd-Ampullen zur i.m. Injektion (Thilo)

- ***Applikationsform***
  i.m. (in Deutschland nicht i.v., oral, rektal)

- ***Dosierung***
  Erwachsene: *i.v.:* 0,2 mg/kg KG oder bis 5 ml; *i.m.:* bis 10 ml; *oral:* initial 4 g; *rektal:* bis 8 g.
  Kinder: *i.v.:* bis 10 ml; *i.m.:* bis 5 ml.
  Kleinkinder: *i.v.:* bis 10 ml; *i.m.:* bis 5 ml.
  Säuglinge: *i.v.:* bis 2,5 ml; *i.m.:* bis 2,5 ml.
  i.v. Infusion von 200 mg/kg KG initial innerhalb von 5 min, dann 20 mg/kg KG/h. Paraldehyd verdünnt in 5%iger Dextrose (Bostrom 1982).

- ***Pharmakokinetik***
  Wirkungseintritt nach i.m. Gabe nach 30–60 min.

Althesin

- ***Applikationsform***
  i.v.

- ***Dosierung***
  Erwachsene: initial 2 ml/min, insgesamt 2–10 ml oder Infusion einer 10%igen Lösung in 10%iger Fruktose, dabei 6,5–150 ml (EEG-Kontrolle: „burst suppression") (Munari et al. 1979).

- ***Pharmakokinetik***
  Schnelle Ausscheidung.

- ***Nebenwirkungen***
  Blutdruckabfall, Tachykardie (Anfallsauslösung?).

- ***Therapieerfahrungen***
  Munari et al. (1979) erreichten bei 11 Status (verschiedene Formen) 2 mal anhaltendes Sistieren, 1 mal Anfallsfreiheit für 48 h.

Isoflurane

- ***Applikationsform***
  Inhalation

- ***Pharmakokinetik***
  Epileptische Entladungen treten unter Isoflurane im EEG nicht auf oder werden durch diese unterdrückt, im Gegensatz zum Effekt von Enflurane (Dworacek u. Vlieger 1984; Burchiel et al. 1975; Ito et al. 1988).

Literatur

Allgemeiner Teil

Fröscher W (1976) Therapie des Status epilepticus. Schattauer, Stuttgart
Herhahn J, Djonlagic H, Iven H (1989) Intensivmedizinische Arzneimitteltherapie. Marseille Verlag, München
Schmidt D (1981) Behandlung der Epilepsien. Thieme, Stuttgart

zu Diazepam

Bakker S (1983) Bioverfügbarkeit von rektalem Diazepam. In: Breimer DD (Hrsg) Rectal diazepam for acute therapy. Zuckschwerdt, München, S 7–12

Bell DS (1969) Dangers of treatment of status epilepticus with diazepam. Br Med J 1:714–715
Bittencourt PRM, Richens A (1981) Anticonvulsant-induced status epilepticus in Lennox-Gastaut syndrome. Epilepsia 22:129–134
Booker HE, Celesia GG (1973) Serum concentrations of diazepam in subjects with epilepsy. Arch Neurol 29:191–194
Browne TR (1976) Clonazepam: a review of a new anticonvulsant drug. Arch Neurol 33:326–332
Browne TR (1983) Status epilepticus. In: Browne RT, Feldman RG (eds) Epilepsy: diagnosis and management. Little, Brown, Boston, pp 341–354
Bülau P, Fröscher W, Schuchardt V, Kreiten K (1986) Prospektive randomisierte Untersuchung zur Wirksamkeit von Clonazepam und Diazepam beim Petit mal-Status. Nervenarzt 57:667–671
Cloyd JC, Gumnit RJ, McLain LW (1980) Status epilepticus. The role of intravenous phenytoin. JAMA 244:1479–1481
Dam M, Christiansen J (1976) Diazepam: intravenous infusion in the treatment of status epilepticus. Acta Neurol Scand 54:278–280
Delgado-Escueta AV, Wasterlain C, Treiman DM et al. (1982) Current concepts in neurology: Management of status epilepticus. N Engl J Med 306:1337–1340
Ferngren HG (1974) Diazepam treatment for acute convulsions in children. Epilepsia 15:27-37
Fröscher W (1987) Klinische Anwendung der Benzodiazepine in der Status-epilepticus-Behandlung. In: Kugler J, Leutner V (Hrsg) Benzodiazepine in der Neurologie. Editiones Roche, Basel, S 175–185
Gastaut H, Naquet R, Poire R et al. (1965) Treatment of status epilepticus with diazepam (Valium). Epilepsia 6:167–182
Gastaut H, Courjon J, Poire R, Weber M (1971) Treatment of status epilepticus with a new benzodiazepine more active than diazepam. Epilepsia 12:197–214
Hall SC, Ovassapian A (1985) Apnea after intravenous diazepam therapy. JAMA 238:1052
Mattson RH (1972) Benzodiazepines. In: Woodbury DM, Penry JK, Schmidt RD (eds) Antiepileptic drugs. Raven Press, New York, pp 497–518
Nicol CF, Tutton JC, Smith BH (1969) Parenteral diazepam in status epilepticus. Neurology (Minneap) 19:332–343
Prensky AL, Raff MC, Moore MJ et al. (1967) IV diazepam in the treatment of prolonged seizure activity. N Engl J Med 276:779–784
Prior AF, MacLaine GN, Scott DF, Laurence BM (1972) Tonic status epilepticus precipitated by intravenous diazepam in a child with petit mal status. Epilepsia (Amst) 13:467–472
Sawyer GT, Webster DD, Schut LJ (1968) Treatment of uncontrolled seizure activity with diazepam. JAMA 203:913–918

Tassinari CD, Daniele O, Michelucci R et al. (1983) Benzodiazepines: efficacy in status epilepticus. In: Delgado-Escueta AV, Wasterlain CG, Treiman DM, Porter RJ (eds) Advances in neurology, Vol 34: Status epilepticus. Raven Press, New York, pp 465-476

Treiman DM (1989) Pharmacokinetics and clinical use of benzodiazepines in the management of status epilepticus. Epilepsia 30 (Suppl):S 4-S 10

Wilder BJ, Ramsay RE, Willmore LJ, Feussner GF, Perchalski RJ, Shumate JB (1977) Efficacy of intravenous phenytoin in the treatment of status epilepticus: Kinetics of central nervous system penetration. Ann Neurol 1:511-518

zu Clonazepam

Alvarez N, Hartford E, Doubt C (1981) Epileptic seizures induced by clonazepam. Clin Electroencephalogr 12:57-63

Bittencourt PRM, Richens A (1981) Anticonvulsant-induced status epilepticus in Lennox-Gastaut syndrome. Epilepsia 22:129-134

Browne TR (1976) Clonazepam. A review of a new anticonvulsant drug. Arch Neurol 33:327-332

Browne TR (1978) Clonazepam. Engl J Med 299:812-816

Congdon PJ, Forsythe WI (1980) Intravenous clonazepam in the treatment of status epilepticus in children. Epilepsia 21:97-102

Gastaut H, Courjon J, Poire R, Weber M (1971) Treatment of status epilepticus with a new benzodiazepine more active than diazepam. Epilepsia 12:197-214

Giunta F, Ottino CA, Rossi CF, Tercero E (1970) Studio esperimentale dell'azione antiepilettica di un nuovo derivato benzodiazepinico (Ro 5-4023). Riv Neurol 11:213-223

Gogolak G, Kolb R, Stumpf C (1970) Experimentelle Untersuchung über die konvulsive Wirkung von Benzylpenicillin, Ampicillin und Oxacillin. Wien Klin Wochenschr 82:457-462

Griffith PA, Karp HR (1979) Lorazepam in therapy for status epilepticus. Ann Neurol 7:493

Ketz E, Bernoulli C, Siegfried J (1973) Klinische und hirnelektrische Prüfung von Clonazepam (Ro 5-4023) unter besonderer Berücksichtigung des Status epilepticus. Acta Neurol Scand 49 (Suppl 53):47-53

Singh AN, le Morvan P (1982) Treatment of status epilepticus with intravenous clonazepam. Prog Neuropsychopharmacol Biol Psychiatry 6:539-542

Walker JE, Homan RW, Vasco MR, Crawford JL, Bell RD, Tasker WG (1979) Lorazepam in status epilepticus. Ann Neurol 6:207-213

zu Clobazam

Divoll M, Greenblatt DJ, Ciraulo DA, Puri SK, Ho I, Shader RI (1982) Clobazam kinetics: Intrasubjects variability and effect of food on absorption J Clin Pharmacol 22:69–73

Greenblatt DJ, Divoll M, Abernethy DR, Ochs HR, Shader RI (1983) Clinical pharmacokinetics of the newer benzodiazepines. Clin Pharmacokinet 8:233–252

Greenblatt DJ, Divoll M, Puri SK, Ho I, Zinny MA, Shader RI (1981) Clobazam kinetics in the elderly. Br J Clin Pharmacol 12:631–636

Rupp W, Badian M, Christ O et al. (1979) Pharmacokinetics of single and multiple doses of clobazam in humans. Br J Clin Pharmacol 7 (Suppl 1):518–528

Tedeschi G, Riva R, Baruzzi A (1981) Clobazam plasma concentrations: Pharmacokinetic study in healthy volunteers and data in epileptic patients. Br J Clin Pharmacol 11:619–622

Tinuper P, Aguglia U, Gastaut H (1986) Use of clobazepam in certain forms of status epilepticus and in startle-induced epileptic seizures. Epilepsia 27 (Suppl 1):S 18–S 26

Valler JJ, Kotzan JA, Stewart JT, Honigberg IL, Needham TE, Brown WJ (1980) Plasma levels of clobazam after 10-, 20-, and 40-mg tablet doses in healthy subjects. J Clin Pharmacol 20:444–451

Vallner JJ, Needham TE, Jun HW, Brown WJ, Stewart JT, Kotzan JA, Honigberg IL (1978) Plasma levels of clobazam after three dosage forms in healthy subjects. J Clin Pharmacol 18:319–324

zu Lorazepam

Bell DS (1969) Dangers of treatment of status epilepticus with diazepam. Br Med J I:159

Comer WH, Elliott HW, Nomof N et al. (1973) Pharmacology of parenterally administered lorazepam in man. J Int med Res 1:216

Crawford TO, Mitchell WG, Snodgrass SR (1987) Lorazepam in childhood status epilepticus and serial seizures. Neurology 37:190–195

Elliott HW, Nomof N, Navarro G et al. (1971) Central nervous system and cardiovascular effects of lorazepam in man. Clin Pharmacol 12:468–481

Greenblatt DJ, Koch-Weser J (1973) Adverse reactions to intravenous diazepam. Am J Med Sci 266:261–266

Greenblatt DJ, Shader RI (1974) Benzodiazepines in clinical practice. Raven Press, New York

Greenblatt DJ, Comer WH, Elliott HW et al. (1977) Clinical pharmacokinetics of lorazepam: III. Intravenous injection: preliminary results. J Clin Pharmacol 17:490–494

Greenblatt DJ, Shader RI, Franke K et al. (1979) Pharmacokinetics and bioavailability of intravenous, intramuscular, and oral lorazepam in humans. J Pharm Sci 68:57-63
Griffith PA, Karp HR (1979) Lorazepam in therapy for status epilepticus. Ann Neurol 6:493
Leppik IE, Derivan AT, Homan RW, Walker J, Ramsay RE, Patrick B (1983) Double-blind study of lorazepam and diazepam in status epilepticus. JAMA 249:1452-1454
Walker JE, Homan RW, Vasko MR, Crawford IL, Bell RD, Tasker WG (1979) Lorazepam in status epilepticus. Ann Neurol 6:207-213
Waltregny A, Dargent J (1976 a) Preliminary study of parenteral lorazepam in status epilepticus. Acta Neurol Belg 75:219-229
Waltregny A, Dargent J (1976 b) Preliminary report: Parenteral lorazepam in induced epileptic states in man. Acta Neurol Belg 76:173-179

Vergleichsstudien-Literatur

Bülau P, Fröscher W, Schuchardt V, Kreiten K (1986) Prospektive randomisierte Untersuchung zur Wirksamkeit von Clonazepam und Diazepam beim Petit mal-Status. Nervenarzt 57:667-671
Leppik IE, Derivan AT, Homan RW, Walker J, Ramsay RE, Patrick B (1983) Double-blind study of lorazepam and diazepam in status epilepticus. JAMA 249:1452-1454
Shaner DM, McCurdy SA, Herring MO, Gabor AJ (1988) Treatment of status epilepticus: A prospective comparison of diazepam and phenytoin versus phenobarbital and optional phentoin. Neurology 38:202-207
Treiman DM (1989) Pharmacokinetiks and clinical use of benzodiazepines in the management of status epilepticus. Epilepsia 30 (Suppl): S 4-S 10

zu Midazolam

Allonen H, Ziegler G, Klotz U (1981) Midazolam kinetics. Clin Pharmacol Ther 30:653-661
Collier PS, Kawar P, Gamble JAS, Dundee JW (1982) Influence of age on pharmacokinetics of midazolam. Br J Clin Pharmacol 13:602 P
Crevoisier C, Ziegler G, Eckert WH, Heizmann P (1983) Relationship between plasma concentration and effect of midazolam after oral and intravenous administration. Br J Clin Pharmacol 16:51-61

Literatur zu Phenytoin

Albert HH von (1983 a) Phenytoin Infusion in the treatment of epilepsy. In: Parsonage M et al. (eds) Advances in epilepstology: XIVth Epilepsy International Symposium. Raven Press, New York, pp 307-312

Albert HH von (1983 b) Die Phenhydan-Schnellinfusion als Therapie der Wahl beim Status epilepticus. In: Remschmidt H, Rentz R, Jungmann J (Hrsg) Epilepsie 1981. Thieme, Stuttgart, S 183-185

Albert HH von (1987) Phenytoin parenteral zur Therapie und Prophylaxe zerebraler Anfälle in der neurologischen Intensivmedizin. Aktuell Neurol XVIII

Arznei-Telegramm (1986) Medikamentöse Prophylaxe und Therapie der Epilepsien (II). Arznei-Telegramm 10:99-101

Baldwin J, Amerson AB (1973) Intramuscular use of diphenylhydantoin. Am J Hosp Pharm 30:837

Cantu RC, Schwab RS, Timberlake WH (1968) Comparison of blood levels with oral and intamuscular diphenyhydantoin. Neurology (Minneap) 18:782

Chauplannaz G, Mauguiere F, Courjon J, Ferry S (1981) Use of intravenous phenytoin in treatment of partial status epilepticus. Nouv Presse Med 10:1043-1046

Cloyd JC, Bosch DE, Sawchuk RJ (1978) Concentration-time profile of phenytoin after admixture with small volumes of intravenous fluids. Am J Hosp Pharm 35:45-48

Cloyd JC, Gumnit RJ, McLain LW (1980) Status epilepticus. The role of intravenous phenytoin JAMA 244:1479-1481

Cote JR (1973) Intramuscular diphenylhydantoin. Ann Intern Med 78:980

Cranford RE, Leppik IE, Patrick B et al. (1978) Intravenous phenytoin: Clinical and pharmacokinetic aspects. Neurology 28:874-880

Dam M, Olesen V (1966) Intramuscular administration of phenytoin. Neurology (Minneap) 16:288

Delgado-Escueta AV, Treiman DM (1985) The emergency treatment of status epilepticus. In: Johnson KT (ed) Current therapy in neurologic disease. Decker, Philadelphia, pp 51-60

Delegado-Escueta AV, Wasterlain C, Treiman DM, Porter RJ (1982) Management of status epilepticus. N Engl J Med 306:1337-1340

Hansen H-W, Marquot B, Pelz W (1974) Anwendungstechnik und Therapieergebnisse mit einem Phenytoin-Infusionskonzentrat. Dtsch Med Wochenschr 99:1961

Karbowski K (1974) Epileptische Manifestationen zerebrovasculärer Genese im Erwachsenenalter. Schweiz Rundsch Med 73:765-771

Kutt HK, Louis S, McDowell (1968) Intravenous diphenylhydantoin in experimental seizures (I). Arch Neurol 18:465-471

Laubscher FA (1966) Fatal diphenylhydantoin poisoning: a case report. JAMA 198:1120-1121

Leppik IE, Patrick BK, Cranford RE (1983) Treatment of acute seizures and status epilepticus with intravenous phenytoin. In: Delgado-Escueta AV, Wasterlain CG, Treiman DM, Porter RJ (eds) Advances in neurology, Vol 34: Status epilepticus: mechanisms of brain damage and treatment. Raven Press, New York, pp 447–452

Louis S, Kutt H, McDowell F (1968) Intravenous diphenylhydantoin in experimental seizures (II). Arch Neurol 18:473–477

Masur H, Elger CE, Ludoph AC (1988) Reversible und irreversible Kleinhirnaffektion nach einer einmaligen Intoxikation mit einer hohen Dosis Phenytoin - ein Vergleich zweier Fälle. In: Speckmann E-J, Palm DG (Hrsg) Epilepsie 1987. Einhorn Presse, Reinbek, S 318–321

McWilliam PKA, Leeds MB (1958) IV phenytoin sodium in continuous convulsions in children. Lancet II:1147–1149

Murphy JT, Schwab RS (1956) Diphenylhydantoin (Dilantin) sodium used parenterally in control of convulsions. JAMA 160:385

Oelkers W, Schäfer H, Reith H (1975) Zur Anwendung eines Phenytoin-Infusionskonzentrates im Kindesalter. Dtsch Med Wochenschr 100:1012–1014

Schwab RS, Murphy JT (1959/60) Recent experiences with parenteral dilantin. Epilepsia (Amst) 1:227

Serrano EE, Roye DB, Hammer RH, Wilder BJ (1973) Plasmo diphenylhydantoin values after oral and intramuscular administration of diphenylhydantoin. Neurology (Minneap) 23:311

Sherwin AL, Eisen AA, Sokolowski CD (1973) Correlation of anticonvulsant levels in human plasma and epileptogenic brain. Trans Am Neurol Assoc 98:199–203

Tichner JB, Enselberg CD (1951) Suicidal dilantin (sodium diphenylhydantoin). N Engl J Med 245:723–725

Wallis W, Kutt H, McDowell F (1968) IV DPH in treatment of acute repetitive seizures. Neurology (Minneap) 18:513–525

Wilder BJ, Ramsey E, Willmore LJ, Feussner GF, Perchalski RJ, Shumate JB (1977) Efficacy in intravenous phenytoin in the treatment of status epilepticus: Kinetics of central nervous system penetration. An Neurol 1:511–518

Wilensky AJ, Lowden JA (1973) Inadequate serum levels after intramuscular administration of diphenylhydantoin. Neurology (Minneap) 23:318

zu Barbituraten

Amit R, Goitein KJ, Mathot I, Yatziv S (1988) Prolonged electrocerebral silent barbiturate come in intractable seizure disorderes. Epilepsia 29:63–66

Arznei-Telegramm (1986) Medikamentöse Prophylaxe und Therapie der Epilepsie. Arznei-Telegramm 10:99–101

Brachet-Liermain A, Goutieres F, Aicardie J (1975) Absorption of phenobarbital after the intramuscular administration of single doses in infants. J Pediatr 87:624-626

Brown A, Horton J (1967) Status epilepticus treated by intravenous infusions of thiopentone sodium. Br Med J I:27-28

Cloyd JC, Gumnit RJ, McLain W (1980) Status epilepticus. The role of intravenous phenytoin, JAMA 244:1479-1481

Corkill G, Silvalingam S, Reitan JA, Gilory B, Helphrey M (1978) Dose dependency of the post-insult protective effect of pentobarbital in the canine experimantal stroke model. Stroke 9:10

Crawford TO, Mitchell WG, Fishman LS, Snodgrass SR (1988) Very-high-dose phenobarbital for refractory status epilepticus in children. Neurology 38:1035-1040

Domek N, Barlow C, Roth L (1960) An ontogenetic study of phenobarbital-C(14) in cat brain. J Pharmacol Exp Ther 130:285-293

Donn SM, Grasela TH, Goldstein GW (1985) Safety of a higher loading dose of phenobarbital in the term newborn. Pediatrics 75:1061-1064

Goldberg MA, McIntyre HB (1983) Barbiturates in the treatment of status epilepticus. In: Delgado-Escueta AV, Wasterlain CG, Treiman DM; Porter RJ (eds) Advances in neurology, Vol 34: Status epilepticus. Raven Press, New York, pp 499-503

Goldberg MA, Barlow C, Roth L (1961) The effects of carbone dioxide on the entry and accumulation of drugs in the central nervous system. J Pharmacol Exp Ther 131:308-318

Hoff JT, Smith AL, Hanikson HL, Nielsen SL (1975) Barbiturate protection from cerebral infarction in primates. Stroke 6:28

Jalling B (1975) Plasma concentration of phenobarbital in the treatment of seizures in newborns. Acta Paediatr Scand 64:514-524

Lockman LA (1983) Phenobarbital dosage for neonatal seizures. In: Delgado-Escueta AV, Wasterlain CG, Treiman DM, Porter RJ (eds) Advances in neurology, Vol 34: Status epilepticus. Raven Press, New York, pp 505-508

Painter MJ, Pippenger, MacDonald H, Pitlick W (1978) Phenobarbital and diphenylhydantoin levels in neonates with seizures. J Pediatr 92:315-319

Partinen M, Kovanen J, Nilsson E (1981) Status epilepticus treated by barbiturate anaesthesia with continuous monitoring of cerebral function. Br Med J 282:520-521

Pascual J, Sedano MJ, Polo JM, Berciano J (1988) Intravenous lidocaine for status epilepticus. Epilepsia 29:584-589

Pippenger CE, Rosen TS (1975) Phenobarbital plasma levels in neonates. Clin Perinatol 2:111-115

Raines A, Blake GJ, Richardson B (1979) Differential selectivity of several barbiturates on experimental seizures and neurotoxicity in the mouse. Epilepsia 20:105-113

Rashkin MC, Youngs C, Penovich P (1987) Pentobarbital treatment of refractory status epilepticus. Neurology 37:500-503

Smith AL (1975) Barbiturate protection in cerebral hypoxia. Anesthesiology 47:285

Smith AL, Hoff JT, Nielson SL, Larson CP (1975) Barbiturate protection in acute focal cerebral ischemia. Stroke 5:1

Snead OC (1978) Gamma hydroxybutyrate in the monkey. Neurology 28:1173-1178

Wilensky A, Levy R, Friel P, Comfort C (1979) Phenobarbital pharmacokinetics after single IV, IM, and oral doses. Proc Am Epilepsy Soc (Abstr) 23:37

zu Thiopental

Herhahn J, Djoulagic H, Iven H (1989) Intensivmedizinische Arzneimitteltherapie. Marseille Verlag, München

zu Clomethiazol

Bittencourt PRM, Richens A (1981) Anticonvulsant-induced status epilepticus in Lennox-Gastaut syndrome. Epilepsia 22:129-134

Moore RG, Triggs EJ, Shanks CA, Thomas J (1975) Pharmacokinetics of chlomethiazole in humans. Eur J Clin Pharmacol 8:353

Pentikainen PJH, Neuvonen PJ, Jostell KG (1980) Pharmakokinetics of chlomethiazole in healthy volunteers and patients with cirrhosis of the liver. Eur J Clin Pharmacol 17:275

Robson DJ, Blow C, Gaines P, Flanagan RJ, Henry JA (1984) Accumulation of chlomethiazole during intravenous infusion. Intensive Care Med 10:315-316

Scott DB, Beamish D, Hudson IN, Jostell KG (1980) Prolonged infusion of chlomethiazole in intensive care. Br J Anaesth 52:541

zu Lidocain

Astrup J, Sorensen PM, Sorensen HR (1981) Inhibition of cerebral oxygen and glucose consumption in the dog by hypothermia, pentobarbital and lidocaine. Anesthesiology 55:263-268

Bernhard CG, Bohm E (1965) Local anaesthetics as anticonvulsants. Almquist & Wiksell, Uppsala

Bigger JT (1980) Management of arrythmias. In: Braunwald E (ed) Heart disease. Saunders, Philadelphia, pp 691-743

Browne TR (1983 a) Status epilepticus. In: Browne RT, Feldman RG (eds) Epilepsy: diagnosis and management. Little & Brown, Boston, pp 341-354
Browne TR (1983 b) Paraldehyde, chlomethiazole and lidocaine for treatment of status epilepticus. In: Delgado-Escueta AV, Wasterlain CG, Treiman DM, Porter RJ (eds) Avances in neurology, Vol 34: Status epilepticus: mechanisms of brain damage and treatment. Raven Press, New York, pp 509–517
Evans DE, Kobrine AI, LeGrys DC, Bradley ME (1984) Protective effect of lidocaine in acute cerebral ischemia induced by air embolism. J Neurosurg 60:257–163
Haschke R, Fink R (1975) Lidocaine effects of brain mitochondrial metabolism in vitro. Anesthesiology 42:737–740
Lemmen LJ, Klassen M, Druiser B (1978) Intravenous lidocaine in the treatment of convulsions. JAMA 239:2025
Morris HH (1979) Lidocaine: A neglected anticonvulsant? South Med J 72:1564–1566
Pascual J, Sedano MJ, Polo JM, Berciano J (1988) Intravenous lidocaine for status epilepticus. Epilepsia 29:584–589
Ritchie JM, Greene NM (1985) Local anesthetics. In: Goodman Gilman A, Goodman LS, Rall TW, Murald F (eds) The pharmacological basis of therapeutics. Macmillan, New York, pp 302–321
Sakabe T, Maekana T, Ishikawa T, Takeshita H (1974) The effect of lidocaine on canine cerebral metabolism and circulation related to the electroencephalogram. Anesthesiology 40:433–441
Taverner D, Bain WA (1958) Intravenous lidocaine as an anticonvulsant in status epilepticus and serial epilepsy. Lancet II:1145–1147
Tsukamoto S, Horiike N, Hisinaga M, Utsumi S (1980) The efficiacy of lidocaine in status epilepticus. Brain Nerve 32:363–368
Wagman IH, Calif D, de Jong RH, prince DA (1968) Effects of lidocaine on spontaneous cortical and subcortical electrical activity. Arch Neurol 18:277–290
Westreich DM (1972) Intravenous lidocaine for status epilepticus. Minn Med 55:807–809
Ying-K'un F, Shu-Lein Y, Ya-hsin F (1963) The effect of intravenous xylocaine on status epilepticus. Chin Med J 2:668–673

zu Paraldehyd

Anthony R, Andorn A, Sunshine I et al. (1977) Paraldehyde pharmacokinetics in ethanol abusers. Fed Proc 36:285
Beauchemin J, Springer R, Elliot G (1935) Intravenous anesthesia with paraldehyde. Med Times 63:177–184
Beier L, Pitts W, Gonick H (1963) Metabolic acidosis during paraldehyde intoxication. Ann Intern Med 58:155–158

Bodansky M, Jinkins J, Levine H et al. (1941) Clinical and experimental studies on paraldehyde. Anesthesiology 2:20–27
Bostrom B (1982) Paraldehyde toxicity during treatment of status epilepticus. Am J Dis Child 136:414–415
Burstein C (1943) The hazard of paraldehyde administraion. JAMA 121:187–190
De Elio F, De Jalon P, Obrador S (1949) Some experimental and clinical observations on the anticonvulsant action of paraldehyde. J Neurol Neurosurg Psychiatry 12:19–24
Figot P, Hine C, Way E (1952) The estimation and significance of paraldehyde levels in blood and brain. Acta Pharmacol Toxicol 8:290–304
Gardner H, Sage E (1941) The intravenous administration of paraldehyde during labor. Am J Obstet Gynecol 42:467–472
Gooch W, Kennedy B, Banner W et al. (1979) Generalized arterial and venous thrombosis following intraarterial paraldehyde. Clin Toxicol 15:39–44
Kittel J (1973) Paraldehyde toxicity. Hosp Pharmacy 8:263–265
Kotz J, Roth G, Ryon W (1938) Indiosyncrasy to paraldehyde. JAMA 110:2145–2148
Levine H, Gilbert A, Bodansky M (1939) The effect of liver damage on the blood level and action of paraldehyde. J Pharmacol Exp Ther 67:299–305
Sinal S, Crowe J (1976) Cyanosis, cough, and hypotension following intravenous administration of paraldehyde. Pediatrics 57:158–159
Thurstone J, Liang H, Smith J et al. (1968) New enzymatic method for measurement of paraldehyde: Correlation of effects with serum and CSF levels. J Lab Clin Med 72:699-704
Whitty C, Taylor M (1949) Treatment of status epilepticus. Lancet II:591–594
Woodbury D, Fingl E (1975) Drugs effective in the therapy of the epilepsies. In: Goodman LS, Gilman A (eds) The pharmacological basis of therapeutics, 5th edn. Macmillan, New York, pp 201–226

zu Althesin

Bimar J, Lepouleuf (1973) Les effets sur le systeme nerveux central du CT 1341. Ann Anesth Franc 14:491–514
Chacornac R, Convert J, DeLeuze R (1973) Emploi du 1341 en neurochirurgie. Ann Anesth Franc 14:565–571
Emperaire N, Bimar J (1970) Etude neurophysiologique du CT 1431. Mediterr Med 1:237–262
Munari C, Casaroli D, Matteuzzi G, Pacifico L (1979) The use of althesin in drug-resistant status epilepticus. Epilepsia 20:475–484

Pickerodt V, McDowal DG, Coroeos NJ, Keaney NP (1972 a) Effect of althesin on carotid blood flow and intracranial pressure in the anaesthetized baboon: preliminary communication. Postgrad Med J 48 (Suppl 2):58–61

Pickerordt V, McDowal DG, Coroneos NJ, Keaney NP (1972 b) Effect of althesin on cerebral perfusion, cerebral metabolism and intracranial pressure in the anaesthezised baboon. Br J Anaesth 44:751–757

Strunin L, Strunin JM, Knights KM, Ward ME (1977) Metabolism of 14C-labeled alfacalone in man. Br J Anaesth 49:605–614

Takahashi T, Takahashi M, Namiki A, Dohi S (1973) Effects of althesin on cerebrospinal fluid pressure. Br J Anaesth 45:179–184

Turner JM, Coroneos NY, Gibson RM, Powell D, Ness MA, McDowall DG (1973) The effect of althesin on intracranial pressure in man. Br J Anaesth 45:168–172

Uppington Y (1973) Epileptiform convulsion with althesin. Anaesthesia 28:546–550

zu Isoflurane und Enflurane

Büch HP, Büch U (1977) Narkotika. In: Forth W, Henschler D, Rummel W (Hrsg) Pharmakologie und Toxikologie. Bibliographisches Institut, Mannheim, S 388–394

Burchiel KJ, Stockard JJ, Myers RR, Bickford RG (1975) Epileptogenicity of enflurane and isoflurane. Texas Rep Biol med 33:562

Dworacek B, de Vliegere M (1984) Absence of electroencephalographic excitation pattern under isoflurane anesthesia. Acta Anaesth Belg 35:211–217

Fariello RG (1980) Epileptogenic properties of enflurane and their clinical interpretation. Electroencephalogr clin Neurophysiol 48:595–598

Ito BM, Sato S, Kufta CV, Tran D (1988) Effect of isoflurane and enflurane on the electrocorticogram of epileptic patients. Neurology 38:924–928